'HYSTÉRECTOMIE VAGINALE

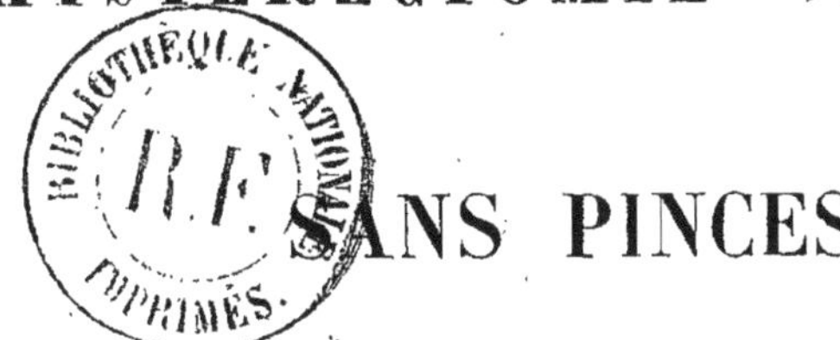

SANS PINCES

PAR

Le Dr Henri INGLESSI

ANCIEN EXTERNE DES HOPITAUX
MÉDAILLE DE BRONZE DE L'ASSISTANCE PUBLIQUE
INTERNE DES ASILES DE LA SEINE

LIBRAIRIE MÉDICALE ET SCIENTIFIQUE
JULES ROUSSET
PARIS. — 36, Rue Serpente. — PARIS
(EN FACE LA FACULTÉ DE MÉDECINE)

1902

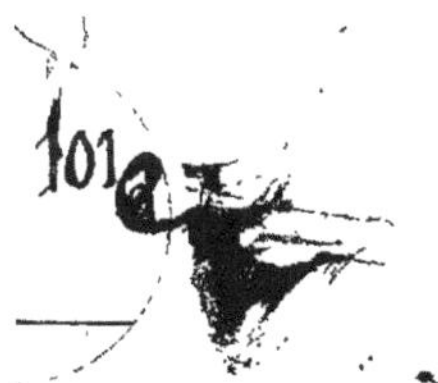

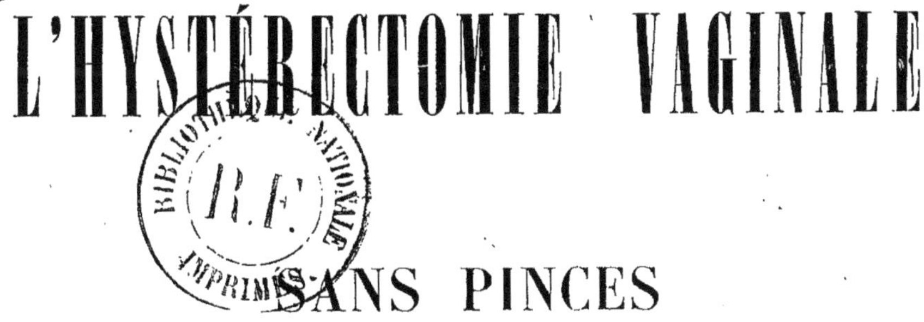

L'HYSTÉRECTOMIE VAGINALE

SANS PINCES

PAR

Le Dr Henri INGLESSI

ANCIEN EXTERNE DES HOPITAUX
MÉDAILLE DE BRONZE DE L'ASSISTANCE PUBLIQUE
INTERNE DES ASILES DE LA SEINE

LIBRAIRIE MÉDICALE ET SCIENTIFIQUE
JULES ROUSSET
PARIS. — 36, Rue Serpente. — PARIS
(EN FACE LA FACULTÉ DE MÉDECINE)

1902

A MES PARENTS

inaltérable reconnaissance.

A MES AMIS

A MON CHER MAITRE

M. LE DOCTEUR BOUGLÉ

Chirurgien des hôpitaux

hommage respectueux et reconnaissant.

A MON MAITRE

M. LE DOCTEUR PAUL SEGOND

Professeur agrégé,
Chirurgien de la Salpêtrière.
Officier de la Légion d'honneur

A MES MAITRES DES HOPITAUX ET DES ASILES

MM. LES DOCTEURS TAPRET ET FAISANS

MM. LES DOCTEURS MARANDON DE MONTYEL
ET FEBVRÉ

A MON PRÉSIDENT DE THÈSE

M. LE DOCTEUR POZZI

Chirurgien de l'Hôpital Broca,
Professeur de clinique gynécologique à la Faculté de médecine de Paris,
Membre de l'Académie de médecine de Paris,
Sénateur de la Dordogne.
Officier de la Légion d'honneur.

INTRODUCTION

C'est à notre excellent maître M. le docteur Bouglé que nous devons l'idée première de ce travail, ainsi que les observations qui y sont contenues. C'est grâce à son inlassable bienveillance que nous avons pu mener à bonne fin cette étude sans cesse étayée par son expérience déjà longue, et l'hommage que nous lui rendons ici n'est qu'un bien faible témoignage de notre gratitude.

Dans les pages qui vont suivre, nous n'avons eu nullement l'intention d'établir un parallèle entre l'hystérectomie abdominale et l'hystérectomie vaginale. Des discussions nombreuses se sont depuis longtemps élevées à ce sujet, entre les chirurgiens les plus éminents, et à l'heure actuelle le débat est à peu près fixé.

Avec la majeure partie des chirurgiens de notre époque, nous pensons que, grâce aux multiples perfectionnements de la technique, l'hystérectomie abdominale, plus simple, plus facile, plus moderne, si l'on peut ainsi s'exprimer, constitue la méthode de choix. Ses résultats sont excellents, sa bénignité s'affirme de jour en jour, au point que presque tous ses anciens adversaires en sont venus à la pratiquer couramment.

Mais, est-ce à dire que cette méthode soit la seule à employer, et faut-il se ranger parmi les intransigeants qui estiment que l'hystérectomie vaginale a vécu? Nous ne le pensons pas, et nous croyons au contraire que la voie basse est dans certains cas d'une incontestable utilité. Toutes les fois qu'on aura affaire à des lésions bas situées et d'un abaissement facile surtout chez une femme ayant des parois abdominales flasques et peu résistantes, on aura tout intérêt à pratiquer l'hystérectomie vaginale, et ces cas sont relativement fréquents.

La voie abdominale et la voie vaginale, donc, loin de s'exclure, se complètent au contraire de la façon la plus heureuse.

Si nous considérons maintenant les diverses techniques suivies dans l'hystérectomie vaginale, un fait nous frappe dès l'abord: c'est que l'hémostase, pratiquée en France et en particulier à Paris presque exclusivement à l'aide de pinces, est faite à l'étranger à l'aide de ligatures dans l'immense majorité des cas. Pourquoi cette divergence d'opinions?

Nous savons que les pinces, si elles ont l'incontestable avantage de simplifier l'opération, sont par contre la source de nombreux inconvénients, surtout de douleurs post-opératoires des plus pénibles.

Il était donc intéressant de comparer les deux procédés d'hémostase de l'hystérectomie vaginale.

C'est ce qu'a fait notre maître M. Bouglé, et les résultats ont été si en faveur de l'emploi des ligatures, qu'à notre avis, il est à souhaiter que cette méthode se généralise en France, et nous pensons qu'elle pourrait peut-être rendre à l'hystérectomie vaginale une partie de son ancienne vitalité.

HISTORIQUE

Si l'on excepte les tentatives de Sauter (de Constance) (1822), qui enleva l'utérus sans faire d'hémostase, mais dont l'opérée cependant survécut, et celles de Hœlscher (1824), de Siebold (1824 et 1825), de Langenbeck (1825), de Blundell (1828), de Banner (1828) et de Lizars (même année), on peut dire que l'hystérectomie vaginale date de Récamier, car c'est ce chirurgien qui le premier fit cette opération à l'aide de ligatures, le 26 juillet 1829.

Secheyron dans son traité classique d'hystérectomie (1) la décrit de la façon suivante : « Récamier coupait de haut en bas les deux tiers supérieurs des ligaments larges, en rasant les bords de l'utérus, jusque vers le sillon qui les sépare du col, puis, avec une aiguille courbe montée sur un manche, il passait un fil fort sur le tiers inférieur avant de le sectionner. » Une telle hémostase était bien insuffisante, puisque nous savons que l'utérus

(1) Secheyron, *Traité d'hystérectomie par la voie vaginale*, Paris 1889.

reçoit à la partie supérieure du ligament large quelques branches vasculaires provenant de l'artère utéro-ovarienne.

En 1829, Gendrin dans un mémoire, propose de commencer par la découverte de l'artère utérine, c'est dire qu'il procédait de bas en haut pour assurer son hémostase.

La même année paraissait un mémoire de Tarral préconisant la ligature en masse du ligament large.

Clément d'Avignon, l'année suivante (1830), nous donnait une technique remarquable de l'hystérectomie vaginale avec ligatures.

Il expose ainsi son procédé : 1° placement d'une pince érigne ; 2° abaissement de l'utérus ; 3° incision du vagin ; 4° dissection du tissu cellulaire avec les doigts pour séparer la vessie et le rectum de l'utérus avant d'entreprendre les ligatures artérielles, d'où facilité plus grande pour agir sur les ligaments larges, pour abaisser et renverser la matrice ; 5° renversement en avant de l'utérus ; 6° section des ligaments larges, et ligature isolée des vaisseaux. Clément décrit ainsi ce temps de l'opération :

« Un aide maintient le ligament large, tandis que je l'incise de bas en haut en rasant l'utérus. Je saisis avec un crochet de Bronfield chaque vaisseau aussitôt qu'il est divisé et je le lie sans attendre la section complète du ligament. »

Mais les échecs nombreux qui survinrent consécutivement à ces premières tentatives opératoires firent tomber l'opération d'hystérectomie vaginale dans le plus profond discrédit et pendant une cinquantaine d'années elle ne fut plus guère pratiquée. Nous arrivons ainsi aux travaux relativement récents qui datent de 1880 et des années suivantes, travaux entrepris spécialement en Allemagne.

Czerny, le premier, refit en 1879 cette opération et adopta comme méthode à l'exemple de Récamier la ligature préventive des ligaments larges.

Il est suivi par Wœlfler (1880). Schrœder (1880), sectionne le ligament large entre deux ligatures, et complète l'hémostase, en faisant sur la tranche de ces ligaments la ligature des vaisseaux principaux au fur à mesure qu'ils se présentent.

Cette même technique est suivie à Vienne par Billroth qui lie successivement les vaisseaux du ligament large à l'aide de fils de soie très longs.

Fritsch de Breslau, en 1883, indique un procédé d'hystérectomie vaginale consistant dans l'application de deux rangées de ligatures avant la section de l'organe; il pratiquait ainsi trois ou quatre ligatures de chaque côté, chaque ligature enserrant une portion des tissus pris dans la précédente.

De Sinéty (1) (1884) recommande également les ligatures; il divise le ligament large en trois faisceaux qui sont étreints par des fils de soie maintenus longs.

Cette même technique de l'hystérectomie vaginale par les ligatures, fut adoptée primitivement par Péan ainsi qu'en témoigne la thèse de son élève Gomet (1886) (2).

(1) De Sinéty, *Traité pratique de gynécologie*, Paris, 1884.
(2) Gomet, *L'hystérectomie vaginale en France*, *Thèse*, Paris, 1886.

Vers la même époque Terrier, d'après Secheyron (1), recommande de pratiquer l'hémostase des ligaments larges, par une ligature en chaîne des deux ligaments.

Von Teuffel fait la ligature en masse des ligaments larges, en attirant successivement la matrice de chaque côté. C'est aussi la pratique préconisée par Müller qui sectionne au préalable l'utérus en deux moitiés sur la ligne médiane, et par Baum qui y associe l'hémostase provisoire par la compression de l'aorte.

Duvellius fait aussi la ligature préalable des ligaments larges avant de pratiquer l'ablation de l'utérus. Il place de chaque côté de la matrice trois ligatures qui traversent le cul-de-sac latéral du vagin, vont embrasser le ligament large et reviennent dans le cul-de-sac vaginal. Un certain nombre de chirurgiens allemands tentèrent de remplacer ces ligatures au fil de soie par des ligatures élastiques, ou même par des ligatures avec des fils métalliques; c'est ainsi qu'Olshausen en 1884 proposa la ligature élastique en masse.

Hégar et Kaltenbach (2) firent également une ligature élastique en masse, mais ces auteurs ne considéraient cette méthode que comme un temps provisoire, et remplaçaient la ligature élastique par des ligatures définitives au fil de soie.

En 1886 Jennings (3) conseilla à son tour la ligature provisoire en masse du ligament large, suivie de liga-

(1) Secheyron, *Loco cit.*

(2) Hegar et Kaltenbach, *Traité de gynécologie opératoire.*

(3) Jennings Ch. E., On the excision of the entire uterus for cancer. *Lancet*, 1886, N° 15 et 16, pp. 682 et 825.

tures isolées définitives, ou de l'application de pinces hémostatiques.

En France, sous l'influence des travaux de Péan et surtout de Richelot qui fut le véritable promoteur de la méthode essayée une première fois par Spencer-Wells, l'hystérectomie vaginale fut à partir de 1887, régulièrement pratiquée à l'aide de pinces ; toutefois la technique varia un peu. Le premier modèle de pinces employé par Richelot était une pince courbe à longues branches, saisissant dans sa totalité toute la hauteur du ligament large. Peu à peu des modèles plus perfectionnés, à mors plus courts et à branches plus rigides, furent adoptés avec quelques variantes par Péan, Segond, Doyen. L'hémostase des ligaments larges était ainsi assurée par une série de pinces placées en étages sur la tranche du ligament large. Ces pinces étaient autrefois appliquées en grand nombre, mais depuis on les a réduites au strict nécessaire, deux, quelquefois trois de chaque côté.

Ce procédé de l'hystérectomie vaginale avec hémostase à l'aide de pinces à forcipressure est encore à l'heure actuelle adopté et considéré comme le procédé de choix par la majorité des chirurgiens de l'école de Paris. Cependant dans ces dernières années, à mesure que les techniques se sont perfectionnées, de nombreux chirurgiens ont proposé de substituer aux pinces à demeure, des fils de ligatures placés d'une façon plus méthodique sur les principaux vaisseaux qui rampent dans l'épaisseur du ligament large.

A l'étranger, et particulièrement en Allemagne, en Amérique, en Belgique et en Italie, les hystérectomies sont régulièrement pratiquées à l'aide de ligatures. Hofmeier (1) dans son traité de gynécologie opératoire préconise les ligatures et décrit minutieusement son procédé. Après avoir libéré le col il va avec l'index gauche à la recherche de la base du ligament large.

Pour que cette base soit mieux apparente, il fait porter le col du côté opposé et repousse les parois vaginales avec une valve. Il passe alors à ce niveau un fil avec une aiguille de Deschamps et le serre fortement ; puis il sectionne entre la ligature et le col. Il recommence la même manœuvre au-dessus et lorsque l'utérus est libéré d'un côté on répète les mêmes temps du côté opposé. Hofmeier termine son opération en suturant les moignons du ligament large au vagin pour rétrécir la plaie vaginale.

Léopold (2), en 1897, rapporte que depuis 1887 il a pratiqué 75 hystérectomies vaginales pour fibromes, deux opérées seulement sont mortes. Il fait l'hémostase préventive par ligatures échelonnées des ligaments larges.

Dœderlein (3) discute les avantages respectifs de l'emploi des ligatures et de celui des pinces ; il reconnaît à celles-ci l'avantage de la simplicité et de la rapidité opé-

(1) Hofmeier, *Manuel de gynécologie opératoire*, 1889, p. 296 et suiv.

(2) Léopold, *Archiv. für gynæk.*, 1896, bd. LII, p. 497 et *Revue de gynécologie et de chirurgie abdominale*, 1897.

(3) Dœderlein, *Bull. de la Soc. de médecine et de chirurgie pratique*, 30 mars 1899 : Rapport de M. d'Hotman de Villiers : note sur 90 cas d'Hystérect. vaginale pour fibro-myomes. — Id. *Centr. für gynæk.* 1897 et *Revue de gynécologie et de chirur. abdominale* 1897.

ratoire, mais d'autre part il insiste sur les inconvénients qui en résultent pour les malades, et sur la bénignité plus grande des suites des opérations pratiquées à l'aide de ligatures ; en sorte que ce dernier procédé est pour lui le procédé de choix et il réserve l'emploi des pinces aux cas complexes dans lesquels le placement des ligatures lui paraît trop difficile.

Sur 364 cas d'hystérectomies vaginales totales pour lésions diverses, il en a fait 170 avec des ligatures, 140 avec des pinces, le reste avec les deux combinées, sa statistique comprend 2,9 0/0 de morts avec le premier procédé et 6,1 0/0 avec les autres.

Schede, Wœlfler, Mickulicz, Martin (1), font des ligatures multiples des ligaments larges. Le procédé le plus classique en Allemagne est celui de A. Martin, que le professeur Pozzi (2) décrit de la façon suivante :

« Le chirurgien incise le cul-de-sac postérieur jusqu'au péritoine.....

« L'index de la main gauche est insinué dans cette boutonnière, et avec une aiguille très fortement courbée on place une série de plans de suture tout le long de l'incision vaginale en comprenant toute l'épaisseur des tissus jusqu'au péritoine inclusivement..... Deuxième temps : on change d'aiguille pour en prendre une plus longue, plus forte et moins surbaissée, avec elle on place de chaque côté de la boutonnière deux grands points de suture, prenant en masse la partie postérieure des culs-de-sac

(1) Malapert, *Thèse*. Paris. 1893.

(2) Pozzi, *Traité de gynécologie clinique et opératoire*, 3e édition, Paris, 1897, p. 380.

latéraux du vagin, et allant profondément saisir à la base du ligament large, les branches inférieures de l'artère utérine sinon le tronc même de ce vaisseau. Pour cette manœuvre il faut placer l'index dans un des angles de la boutonnière et fortement déprimer en avant la base du ligament large que l'on porte pour ainsi dire au devant du point de suture. L'aiguille entre à deux centimètres de distance de l'angle de la plaie, et dès que l'index sent sa pointe, on va à sa recherche avec le porte-aiguille, ou l'attire, et on la fait ressortir à 1 centimètre du cul-de-sac latéral du vagin. On doit se servir de soie très forte pour cette ligature et serrer beaucoup. On passe ensuite un ou deux autres points de suture de chaque côté en avant du premier et plus près du col.

« 2e Temps : On complète l'incision antérieure du vagin. Dès que l'incision du vagin est terminée, on abandonne le bistouri et c'est avec le doigt qu'on procède au décollement de la vessie. Au bout d'un court trajet le doigt sent un manque de résistance qui indique qu'on est arrivé à la limite des attaches de la vessie ; on peut parfois apercevoir le cul-de-sac péritonéal et le reconnaître à son aspect bleuâtre. Beaucoup de chirurgiens l'incisent à ce moment. On ne doit pas aller plus loin, avant d'avoir, par des points de suture placés sur cette nouvelle boutonnière, arrêté l'hémorrhagie très médiocre qui peut alors se produire.

« 4e Temps : On attire le col de l'utérus en avant, on déprime la partie postérieure de la plaie avec une valve, et à l'aide d'une pince de Museux courbe, on saisit en arrière le fond de l'utérus qu'on fait basculer dans la plaie. Dès que l'utérus est renversé, la partie supérieure du ligament large pourvue de ses ailerons, se trouve en bas, et la base de ce ligament en haut.

« On en fera la ligature en trois paquets, sans qu'il soit nécessaire d'entrecroiser les fils pour une suture en chaîne. On fait d'abord cette suture à gauche. Avant de détacher entièrement l'utérus on place un point de suture réunissant le dernier paquet des ligaments larges lié, à la commissure de la plaie vaginale. On procède ensuite de même du côté droit, et l'on termine en sectionnant les derniers liens qui retiennent l'utérus, en particulier le cul-de-sac antérieur du péritoine qui a été ménagé si cela a été possible.

« 5e Temps : Un point de suture placé à chaque commissure de la plaie vaginale la rétrécit suffisamment sans la fermer. Avant de serrer les fils, Martin place dans le cul-de-sac de Douglas un tube de caoutchouc en croix et remplit le vagin avec des bandelettes de gaze iodoformée modérément tassées. »

Herzfeld (1) publie la statistique de 70 hystérectomies vaginales avec 70 succès. Après avoir fait la suture de la tranche vaginale postérieure avec le feuillet péritonéal correspondant, il pratique successivement la ligature des vaisseaux utérins, puis celle des vaisseaux utéro-ovariens, plaçant trois ligatures de chaque côté, et termine par la suture de la tranche péritonéale antérieure et la fermeture complète de la brèche péritonéale.

(1) Herzfeld, Indications, manuel opér. et résultats de l'hyst. vaginale totale. *Wiener med. Presse*, 1898, p. 2-11. *Id.*, *Revue de gyn. et de chirur. abdominale*, 1898.

Schauta (1) fait la ligature en deux ou trois portions de la région de l'artère utérine.

Fritsch en 1902 (2) recommande également la ligature des ligaments larges en une ou trois parties de façon que la ligature inférieure prenne toujours une partie du tissu saisi par la ligature supérieure. On a soin de laisser des moignons assez longs pour qu'ils ne puissent pas s'échapper de la ligature.

En Russie : Schtrauch (3) applique une ligature élastique avec un caoutchouc gros comme le petit doigt sur toute l'éqaisseur du ligament large ; pour empêcher le caoutchouc de se desserrer il place un fil de soie sur le nœud élastique et le serre fortement. En outre pour que le moignon ne puisse glisser et fuir sous l'étreinte, on le conserve aussi long que possible en faisant porter, si c'est nécessaire, la section en plein tissu utérin.

Dmitri de Ott (4), au Congrès international de médecine de Paris, 1900, se déclare partisan des ligatures qu'il emploie presque constamment : « Nous ne nous servons, ajoute-t-il, des pinces hémostatiques que dans des cas exceptionnels, ou pour les démontrer à l'auditoire. »

En Amérique, Baldy (5) conseille les ligatures qu'il applique au nombre de trois ou quatre de chaque côté,

(1) Schauta, Congrès d'Amsterdam, 1899 : Traitement des fibromes. *Ann. de gyn. et d'obstétr.*, 1899.

(2) Fritsch, *Traité des maladies des femmes*. Trad. J. Stas, Paris, 1902.

(3) Schtrauch : *La ligature élastique dans l'hystérectomie vaginale. Revue de gynéeologie*, 1899, p. 188.

(4) Dmitri de Ott, Rapport sur le trait. chirur. du cancer de l'utérus. 13e Congrès des sc. méd., Paris, 1900.

(5) Baldy, *American jour. of obstetric*, 1893.

successivement de bas en haut, en sectionnant chaque fois le ligament entre la ligature et l'utérus. En terminant, il attire les moignons en bas et les comprend dans la suture par laquelle il ferme le vagin.

J.-M. Cosh (1) préconise également les ligatures de préférence aux pinces à moins qu'on ne soit forcé d'employer des clamps. Il se sert de soie fine plutôt que de catgut,

Howard Kelly (2) lie les ligaments larges à la soie, plaçant deux ou trois ligatures de chaque côté. Ces ligatures sont faites d'abord de bas en haut sur l'un des côtés, et continuées de haut en bas sur le côté opposé.

Frédéric Holme Wiggin (3) adopte une méthode très précise. Après avoir fait basculer l'utérus, il découvre l'artère utéro-ovarienne et en fait la ligature au moyen d'une aiguille courbe armée de catgut, en la dénudant le plus possible. Les fils sont noués et les chefs coupés courts. Le ligament rond est lié de la même manière avant d'être sectionné ; on fait enfin l'hémostase des artères utérines le plus près possible des parois de l'utérus et l'on divise les tissus qui restent. Le vagin après l'ablation de l'utérus et des annexes est fermé par une suture.

En Angleterre, Ch. E. Jennings (4) fait une ligature

(1) J.-M. Cosh, Résultats de l'hystérec. vagin. *American journ. of obstetr.*, 1893.

(2) Howard Kelly, *American journ. of obstetr.* New-York, 1893.

(3) Fred. Holme Wiggin, L'hystérectomie envisagée principalement par la voie vaginale. *Semaine gynécologique*, 1897, p. 88 et *New-York med. Journ.*, 1896, 22 août.

(4) Ch. E. Jennings, *loc. cit.*

en masse provisoire du ligament large avec une anse de soie phéniquée serrée à l'aide d'un plomb perforé qu'on écrase ; il place ensuite soit des ligatures soit des pinces. Pour éviter les épanchements sous-séreux il passe ses fils à l'aide d'une aiguille mousse.

Arthur Helme (1) fait la ligature et la section par étages ascendants des ligaments larges, alternativement d'un côté et de l'autre jusqu'à ce que le péritoine soit ouvert en avant et en arrière. Trois ligatures suffisent ordinairement pour toute la hauteur du ligament, et sont laissées longues au-dessous du péritoine, courtes au dessus. Le vagin est fermé au milieu et les moignons fixés dans les espaces latéraux par où passent les fils des ligatures.

Walther (2) fait aussi l'hystérectomie vaginale en suturant les ligaments larges à la soie.

F. J. M. Cann (3), après avoir isolé l'utérus en avant et en arrière, place une ligature sur chaque utérine et sectionne les ligaments larges en dedans pour pouvoir abaisser plus facilement l'organe. Il termine en faisant basculer l'utérus et en posant un clamp sur le bord supérieur du ligament large soit en dedans soit en dehors des annexes.

En Italie Bossi (4) discute les avantages réciproques

(1) Arthur Helme, Technique de l'hystérectomie vaginale, *British med. Journ.*, 1896 et *Semaine gyn.*, 31 oct. 1896.

(2) Walther, Soc. gyn. et obstétr. du nord de l'Angleterre, *Semaine gyn.*, 1898.

(3) J.M. Cann, Pincement et ligat. dans l'hystérect. vaginale pour lancer de l'utérus. *British Med. Journ.*, 1898, 3 sept.

(4) L. M. Bossi, Sur la technique l'hystérect. vag. *Annali di Ost. e ginec.*, 1897. *Revue de gyn. et de chir. abd.*, 1898.

des ligatures et de la forcipressure. Sa méthode ne paraît pas très arrêtée puisqu'il lui arrive d'employer les deux moyens au cours d'une même opération, Néanmoins il commence toujours par faire des ligatures et n'associe les pinces par la suite que si les conditions anatomiques du cas paraissent l'exiger.

Ruggi (1) fait la ligature en chaîne au catgut de chaque côté en coupant peu à peu le ligament large.

Michelini de Gênes (2) a pratiqué chez une femme enceinte de 8 mois une hystérectomie vaginale avec applications de ligatures successives de bas en haut sur le ligament large.

En Belgique, Jacobs (3) fait l'ablation de l'utérus par bascule antérieure ou abaissement progressif en plaçant une série de pinces, puis, « l'extirpation terminée, dit-il, nous restons en présence de 6 à 8 pinces à forcipressure.

« Immédiatement nous remplaçons ces instruments par des ligatures à la soie très forte. Nous placons ces ligatures en dehors des pinces. Alors que le fil est mis en place, un assistant ouvre la pince hémostatique lentement et prudemment pendant que nous serrons notre ligature sur le moignon pris dans la pince. Nous avons soin de laisser les extrémités des fils très longues. »

En France, l'école lyonnaise, sous l'influence de

(1) G. Ruggi. Delle isterectomie vaginali eseguite col metodo proprio. Procédé personnel d'hystérect. vag. Rome, 1898. *Revue de gyn. et de chir. abd.*, 1899.

(2) Michelini. *Annales de gynéc, et d'obst.*, 1889, p. 183 et suiv.

(3) Jacobs, De l'hystérect. vag. La policlinique. *Semaine gyn.*, 1896, p. 223.

travaux du professeur Laroyenne, adopte en majeure partie l'hystérectomie vaginale à l'aide de ligatures.

Bisch (1), élève de Laroyenne, préconise la ligature en trois étages du ligament large. On termine d'abord un côté, puis on lie le côté opposé.

Gouilloud (2) fait 4 pédicules, 2 pour les utérines, 2 pour les utéro-ovariennes. Il commence par lier les utérines, puis sectionne les ligaments larges en dedans de ces premières ligatures. Il fait ensuite basculer l'utérus en avant de façon à l'amener à la vulve ; on lie alors le pédicule supérieur soit au ras de la corne utérine, soit plus en dehors sur le ligament infundibulo-pelvien.

Dès 1886, Demons de Bordeaux recommandait l'emploi des ligatures au catgut.

J. Bœckel (3) qui en 1884 à la Société de chirurgie recommandait la ligature en masse de chaque ligament large à la soie phéniquée, revient sur cette technique au congrès de chirurgie de Paris 1893.

Chalot (4), dans son *Traité de médecine opératoire* (1880), décrit les différentes techniques d'hystérectomie vaginale et indique pour la méthode des ligatures, le procédé suivant : ligatures à la soie du ligament large par étages successifs de bas en haut en se servant d'une aiguille de Deschamps.

Trois ligatures sont posées de chaque côté et on coupe

(1) Bisch, *Le cancer primitif du corps de l'utérus. Thèse*, Lyon, 1891-92.

(2) Gouilloud, Hystérect. vag. pour cancers utérins. *Lyon médical*, 1891, p, 192.

(3) J. Bœckel, Hystérect. vag. pour cancer du col. *Bull. de la Société de chirurgie*, 1884. p. 448 et Congrès de chirurgie. Paris, 1893.

(4) Chalot, *Traité de médecine opératoire*. Paris, 1898.

au fur et à mesure qu'on a lié en ayant soin de laisser les moignons assez volumineux.

Duret et son élève Debuchy (1), à Lille, décrivent ainsi leur procédé d'hystérectomie vaginale : abaissement et amputation du col suivant la méthode d'hystérectomie vaginale de P. Segond, puis des ligatures sont immédiatement posées sur les deux utérines ; ils font ensuite la section médiane de l'utérus et lient finalement les artères utéro-ovariennes. Duret se déclare partisan convaincu des ligatures qu'il emploie exclusivement.

Pauchet d'Amiens (2) vante les avantages de l'hystérectomie vaginale par la méthode des ligatures. Les indications de ce procédé sont pour lui les cas où le vagin est large, les ligaments larges non friables, lorsqu'il y a nécessité de faire suivre l'hystérectomie d'une restauration du plancher pelvien, et quand l'extirpation de l'utérus et des annexes n'aura pas été trop laborieuse pour contre-indiquer un complément opératoire de quelques minutes. Quant aux avantages de la méthode, il les apprécie ainsi : « Avec les ligatures, pas d'hémorrhagies après l'opération, pas d'hémorrhagies secondaires à l'ablation des pinces, aucune nécessité de sonder les malades pendant quarante-huit heures, pas de pinces à retirer, pas d'escarres produites par les pinces. L'arsenal instrumental est des plus réduits ; les soins post-opératoires peuvent être confiés à n'importe quelle garde-

(1) Duret, in Debuchy, *Journ. des Sciences méd. de Lille*, 1896, p. 421. Hystérect. vag. pour fibromes utérins, id. p. 512, note.

(2) Pauchet, Hystérect. vag. à l'aide de ligatures, *Semaine gyn.*, 1897, p. 395.

malade ; la malade peut se lever au dixième jour, l'écoulement vaginal est insignifiant. »

Lorsque Pauchet à recours à l'emploi des ligatures, il pratique de préférence l'hémisection totale de Quénu-Müller, car il lui est plus facile de pédiculiser le ligament large en tenant fortement une moitié de l'utérus dans la main gauche. Traversant le ligament en son milieu avec une anse double de soie forte, il fait une ligature en chaîne, sépare l'utérus d'un coup de ciseau et entoure le moignon d'un nouveau nœud pour plus de sécurité. Finalement le vagin est fermé et les moignons sont compris dans la suture.

A Paris, M. le professeur Pozzi a, pendant longtemps, employé les ligatures dans l'hystérectomie vaginale et il décrit minutieusement son procédé dans la deuxième édition de son *Traité de gynécologie*. Malgré la réaction qui s'est produite en faveur des pinces parmi les chirurgiens de l'école de Paris, on peut dire que reconnaissant de nombreux avantages à cette méthode il a été un des derniers opérateurs qui l'ont employée dans cette école.

M. Quénu (1) à la Société de chirurgie (1892), montre les avantages de son procédé d'hémisection médiane et ajoute : « Quant à l'hémostase définitive, elle devient des plus aisées, soit qu'on place des pinces à demeure, soit qu'on lie à la soie, comme j'aurais de plus en plus une tendance à le faire. »

M. J. L. Faure (2) en 1896 a décrit un procédé d'hys-

(1) Quénu, *Bull. de la Soc. de chirurgie*, 1892, p. 333

(2) J. L. Faure, *Semaine gyn.*, 1896, p. 349 et *Presse méd.*, 1896. 24 oct. Nouveau procédé d'hyst. vag.

térectomie vaginale pour les cas où l'utérus peut facilement s'abaisser. On fait la section médiane totale de Müller-Quénu, ou l'hémisection antérieure de Doyen, puis on sectionne le ligament large transversalement en une série d'étages sur lesquels on jette des ligatures solides, supérieures, disait-il aux pinces à demeure. Cependant, dans son Traité de la *Chirurgie des annexes de l'utérus* (1) (Paris, 1902), ce chirurgien s'exprime de la façon suivante : « Je ne dirai rien des procédés employés surtout à l'étranger, dans lesquels l'hémostase est faite par des ligatures. J'estime que l'emploi des pinces à demeure est très supérieur, et au point de vue de la facilité opératoire, et au point de vue de la sécurité de l'hémostase. Les résultats ultérieurs ne sont pas moins bons, et Richelot nous a rendu à mon avis un inappréciable service en combattant comme il l'a fait autrefois pour l'emploi des pinces à demeure contre les ligatures. »

Longuet (2) a proposé de faire une ligature de l'artère utérine à la base du ligament large avec l'aiguille de Cooper et d'appliquer une pince à la partie supérieure du ligament large.

Pichevin (3) s'est montré également partisan de la ligature, dont l'emploi lui paraît préférable à celui des pinces. Dès 1895 dans la *Gazette médicale de Paris*, ce

(1) J. L. Faure, *Chirur. des annexes de l'utérus*, Paris, 1902.

(2) Longuet, *Progrès médical*, 1898, 8 oct. ; *id. Progrès médical*, 1899, 9 sept.

(3) Pichevin. *Semaine gynéc.*, 1899, p. 378 ; *id. Semaine gynéc.*, 1899.

même auteur, après avoir énuméré les dangers et les causes des hémorrhagies dans l'hystérectomie vaginale avec forcipressure, conseillait d'employer des ligatures.

Doyen (1) de Reims enfin préconise l'emploi des ligatures, mais après avoir fait au préalable l'écrasement des ligaments à l'aide de son vasotribe. L'écraseur est appliqué successivement sur l'étage inférieur du ligament large gauche puis sur le droit au même niveau et serré à fond. On fait ensuite l'hémisection antérieure et la bascule en avant de l'utérus. Après avoir placé provisoirement une pince élastique en dehors des annexes, on enlève ces dernières avec l'utérus et on écrase le bord supérieur du ligament large. Sur ce ligament considérablement réduit par la pression du vasotribe on place une ligature en masse à l'aide d'un seul fil de soie fine.

Ce dernier procédé, procédé mixte pour ainsi dire, utilisant à la fois les avantages de la forcipressure et ceux de la ligature, est, théoriquement excellent. Sur un ligament large ainsi réduit par la pince écrasante, la ligature en masse n'offre plus les dangers de l'hémorrhagie secondaire, et a tous les avantages d'une méthode simple et rapide. Le principal inconvénient de ce procédé, outre l'emploi d'un instrument spécial et d'un maniement assez difficile, est de ne pas pouvoir s'appliquer à tous les cas; lorsque le vagin est étroit, l'utérus et les annexes difficilement abaissables, les poches salpingo-ovariennes volumineuses, il devient très malaisé de placer les mors

(1) Doyen, Congrès internat. d'Amsterdam, 1899, *Annales de gyn. et d'obstétrique*, 1899, p. 220 et suiv.

épais du vasotribe sur le ligament large en dehors des annexes pour en effectuer l'écrasement.

En résumé, a l'heure actuelle, l'hystérectomie vaginale n'est guère pratiquée à l'étranger qu'à l'aide de ligatures à la soie ou au catgut placées en masse, plus souvent par étages sur les ligaments larges. En France, l'école de Paris est restée fidèle à la méthode de Richelot, c'est à-dire à l'emploi des longues pinces à forcipressure maintenues à demeure pendant 48 ou 72 heures. Mais dans différents centres chirurgicaux, en particulier à Lyon et à Lille, nous voyons se dessiner une tendance très marquée vers l'emploi des ligatures définitives.

CRITIQUE DES DIFFÉRENTS PROCÉDÉS D'HYSTÉRECTOMIE VAGINALE

L'hystérectomie vaginale par le procédé des pinces à demeure, telle qu'elle est pratiquée actuellement par MM. Bouilly, Richelot, Segond, a fait ses preuves ; c'est une excellente opération qui donne les meilleurs résultats. La mortalité opératoire est extrêmement réduite, les accidents qu'elle entraîne sont presque nuls. C'est ainsi par exemple que les blessures de la vessie et de l'uretère sont à l'heure actuelle tellement rares qu'elles ne constituent pas un inconvénient de la méthode. Quant aux suites éloignées, elles sont elles-mêmes la plupart du temps des plus favorables.

Mais cependant, ce que je voudrais faire ressortir, c'est que ces bons résultats évidents sont dus aux perfectionnements sans cesse apportés à la technique de l'hystérectomie vaginale, perfectionnements tels, qu'ils en font de nos jours une opération à la fois simple et bénigne.

Cela étant reconnu, il n'en est pas moins vrai que l'emploi des pinces à demeure présente un certain nombre d'inconvénients qui, pour ne pas avoir une importance capitale, n'en existent pas moins et ont déterminé bon nombre de chirurgiens à renoncer à cette méthode.

Parmi ces inconvénients, le plus important à mon avis, celui qui attire tout d'abord l'attention, c'est l'état douloureux dans lequel vivent les malades pendant les quarante-huit heures que leurs pinces séjournent dans le vagin. Tous les chirurgiens de bonne foi accorderont que toutes les opérées « souffrent de leurs pinces » à des degrés d'ailleurs très variables, et que si réduite que soit cette souffrance dans des cas assez rares, les malades ne se trouvent véritablement bien que lorsque leurs pinces ont été enlevées.

Certes, la réduction du nombre de pinces appliquées a été dans ce sens un grand progrès. Qu'on se souvienne qu'au Congrès international d'Amsterdam, Doyen démontrait observations en main que Péan, le père de la méthode, plaçait en moyenne vingt pinces vaginales pour chaque hystérectomie. A l'heure actuelle ce nombre se réduit à deux, quatre, ou six tout au plus, et encore dans ce dernier cas faut-il remarquer que deux au moins de ces pinces, sont petites, légères et en quelque sorte accessoires.

Non seulement, d'ailleurs, le nombre des pinces a été réduit au strict nécessaire, mais leur volume aussi a été bien diminué.

On a depuis longtemps renoncé aux longues pinces courbes, lourdes et traumatisantes, du premier modèle de Richelot. L'hémostase est faite actuellement d'une façon plus précise et on peut dire plus parfaite à l'aide de pinces droites à mors courts. M. Bouilly s'est efforcé encore de réduire l'inconvénient des pinces à demeure en les attirant le plus possible dans le vagin. L'hémostase achevée, ce chirurgien exerce une traction douce sur les deux ligaments larges à l'aide des pinces, et, fermant ensuite le vagin sur la ligne médiane, les clamps et les moignons vasculaires qu'ils étreignent arrivent ainsi à être placés presque complètement en dehors de la cavité péritonéale au fond du vagin. D'autres chirurgiens protègent la masse intestinale et la séreuse péritonéale contre l'action traumatisante des pinces en entourant soigneusement chaque pédicule et le clamp qui lui correspond d'une mince mèche de gaze stérilisée ; de cette façon on arrive à isoler assez parfaitement toute la région des pinces.

Mais, malgré toutes ces précautions, je le répète, les malades souffrent de la présence de ces instruments, et si, grâce à ces perfectionnements de la technique, on évite la compression et la gangrène de l'intestin, comme cela se voyait assez fréquemment autrefois, il est plus difficile d'empêcher l'altération des parois vaginales et de l'orifice vulvaire par le contact prolongé des branches métalliques. Si bien que lorsqu'on enlève les pinces au bout de quarante-huit heures, on observe fréquemment une petite plaque de sphacèle sur la paroi vaginale et à la fourchette.

De plus toute la portion du ligament large qui a été étreinte dans les mors des clamps est vouée au sphacèle. Il en résulte la formation, dans le fond du vagin, c'est-à-dire au niveau de la zone qui se cicatrise, d'escarres plus ou moins larges, plus ou moins épaisses suivant les cas, et dont l'élimination peut parfois se prolonger pendant des semaines.

Il faut ajouter à cela un accident que presque tous les gynécologistes qui font l'hystérectomie vaginale par ce procédé, ont eu l'occasion d'observer, à savoir la *rupture d'un des mors d'une pince*. Je ne parle pas ici du « dérapage » des pinces comme l'on dit vulgairement; les modèles d'instruments que nous avons actuellement, plus solides, mieux compris et aussi mieux construits n'exposent guère à ce danger si on a soin de les serrer « à bloc». La rupture d'un des mors est, au contraire, un accident inévitable même avec les modèles les mieux construits, et tout à fait indépendant de l'opérateur. Si la rupture se produit au cours même de l'opération, il est facile d'y remédier en appliquant immédiatement une nouvelle pince; mais si comme cela arrive quelquefois, cette rupture ne se produit que dans les heures qui suivent, elle peut être la cause d'une hémorrhagie des plus graves. Il faut reconnaître d'ailleurs que c'est là un accident exceptionnel et dont il ne faut pas s'exagérer l'importance.

Il n'en est pas de même des *hémorrhagies* qui surviennent au moment de l'enlèvement des pinces. C'est habituellement au bout de quarante-huit heures que l'on procède à cet enlèvement.

Certains chirurgiens préoccupés par la possibilité de ces hémorrhagies commencent par déclancher seulement les pinces, puis si au bout d'une heure ou deux aucun suintement sanguin n'est apparu, procèdent à leur ablation définitive. D'autres conseillent de n'enlever les clamps qu'au bout de soixante ou soixante-douze heures seulement. Mais il ne semble pas que cette précaution mette davantage à l'abri de l'hémorrhagie, elle a de plus l'inconvénient de prolonger d'une journée la période douloureuse, ce qui n'est point négligeable. Lorsqu'elle se produit, l'hémorrhagie peut être minime, ou très abondante, et même mortelle. Minime, c'est un simple suintement sanguin qu'un léger tamponnement vaginal, associé à l'immobilité absolue de la malade pendant la première journée, suffit à combattre dans l'immense majorité des cas.

Il n'en est pas de même de l'*hémorrhagie abondante et grave.*

Celle-ci résulte de la non-oblitération d'un vaisseau artériel important.

Pour une raison quelconque le caillot ne s'est pas formé, ou bien il n'a aucune consistance, et, les pinces à peine enlevées, le vagin se remplit de sang. Tous ceux qui ont eu à faire de ces hémostases secondaires savent l'extrême difficulté qu'il y a à retrouver la tranche du ligament large qui saigne et à voir le ou les jets artériels qu'il faut arrêter sans délai par l'application directe d'une nouvelle pince sur le ou les vaisseaux qui saignent. Malgré ces difficultés le plus souvent on arrive ainsi à faire l'hémostase ; cependant il y a un certain nombre de cas dans lesquels le chirurgien a été obligé de faire séance tenante une laparotomie pour assurer l'hémostase. Il est inutile d'insister sur les conditions défavorables dans lesquelles cette opération est pratiquée et par suite sur sa gravité exceptionnelle.

Je ne parlerai pas longuement du procédé d'hystérectomie vaginale par *l'angiotripsie* suivant la méthode de Doyen que nous avons exposée plus haut, c'est-à-dire par le procédé mixte de l'écrasement, et de la ligature du ligament large réduit par l'écrasement. Je l'ai dit tout à l'heure, cette méthode brillante et simple paraît excellente car elle met à l'abri des hémorrhagies tout en supprimant les pinces. Elle a par contre l'inconvénient d'exiger une pince spéciale, d'un maniement peu commode et surtout de ne pouvoir s'appliquer aux cas où l'on a affaire à un vagin étroit et à des masses utéro-annexielles difficilement abaissables.

Les *ligatures* remplaçant les pinces ont tous les avantages de ces dernières pour assurer l'hémostase immédiate, et suppriment les deux inconvénients principaux que nous avons indiqués ; les douleurs et les hémorrhagies secondaires.

Ce qui pendant de longues années a jeté un discrédit fâcheux sur le procédé de l'hystérectomie vaginale avec les ligatures, c'est la fréquence de l'hémorrhagie ; et en effet la plupart des techniques qui ont été proposées sont défectueuses.

Sans parler des *ligatures élastiques* et des *ligatures métalliques*, auxquelles tous les chirurgiens ou à peu près ont renoncé, voire même ceux qui les avaient préconisées, les *ligatures a la soie ou au catgut*, les seules acceptables, doivent être faites dans de certaines conditions pour donner toute sécurité à l'opérateur. La technique employée a une importance capitale et fait varier considérablement les résultats.

La *ligature en masse* recommandée encore par bon nombre de chirurgiens est sans conteste de toutes la plus mauvaise. Il suffit de réfléchir à la disposition du ligament large, à la présence de cette nappe séreuse qui entoure les pédicules vasculaires pour comprendre qu'une telle ligature ne peut pas étreindre d'une façon régulière toute l'épaisseur du ligament large surtout si celui-ci est épais et riche en tissu cellulaire comme cela se voit fréquemment. Il doit se produire fatalement un déplacement sous-séreux d'un ou de plusieurs pédicules vasculaires, « la ligature glisse » sous le péritoine, et les vaisseaux qu'on croyait avoir solidement étreints viennent se placer en dehors de la ligature, dans les meilleures conditions pour saigner abondamment.

La *ligature en chaîne* des deux ligaments larges était déjà un progrès, mais c'est encore une ligature en masse quoique plus réduite.

J'en dirai de même de la *ligature par étages*, imbriqués ou non, adoptée encore aujourd'hui par un grand nombre de chirurgiens.

La ligature vraiment hémostatique doit être une ligature *anatomique*. Ce n'est pas le ligament large qu'il s'agit d'enserrer, mais les vaisseaux qu'il renferme.

Or, l'anatomie nous apprend qu'il n'existe de vaisseaux dans le ligament large qu'au niveau de ses bords. Au bord inférieur, à la base du ligament, c'est l'artère utérine, la plus importante de toutes les artères de la région, flanquée de nombreuses et grosses veines qui passent les unes en avant, les autres en arrière du vaisseau artériel ; il y a donc là un épais cordon vasculaire. Au bord supérieur du ligament large, c'est d'une part le pédicule vasculaire utéro-ovarien, d'autre part le pédicule moins important du ligament rond. Le cordon vasculaire utéro-ovarien renferme l'artère de même nom, suffisant à elle seule pour provoquer une hémorrhagie mortelle si elle n'a pas été bien oblitérée. Autour d'elle sont les veines utéro-ovariennes formant un plexus plus ou moins riche suivant les cas.

Le ligament rond renferme seulement quelques veines et un rameau artériel (c'est habituellement une branche de l'épigastrique) dont le volume est ordinairement minime. Cependant quand on sectionne en travers le ligament rond sans l'avoir au préalable ligaturé, il se produit sur la tranche un suintement sanguin assez abondant.

En dehors de ces trois zones : utérine en bas, utéro-ovarienne et du ligament rond en haut, il n'y a pas de vaisseaux à lier dans l'épaisseur du ligament large. En sorte que si on place de chaque côté de l'utérus trois ligatures, une sur chaque pédicule vasculaire, l'hémostase est parfaitement assurée et on peut en toute sécurité extirper l'utérus et ses annexes.

Certains chirurgiens, Gouilloud de Lyon en particulier, se contentent de constituer deux pédicules vasculaires, l'un inférieur utérin, l'autre supérieur, comprenant à la fois le pédicule utéro-ovarien et le pédicule du ligament rond. Pour les raisons anatomiques que j'ai indiquées tout à l'heure, et pour répondre à une préoccupation de la chirurgie actuelle, à savoir la réduction des pédicules vasculaires, il me paraît préférable d'adopter la ligature du ligament large en trois pédicules.

Il est facile de se rendre compte que cette technique des ligatures à laquelle nous aboutissons, est exactement la même que celle que les chirurgiens américains nous ont appris à employer pour l'hystérectomie abdominale. Et d'ailleurs Baldy, Howard Kelly dont nous avons plus haut exposé les procédés, exécutent l'hystérectomie vaginale de la façon que nous venons d'indiquer sommairement.

TECHNIQUE PERSONNELLE

Il nous faut entrer maintenant dans les détails des différents temps de l'hystérectomie vaginale, telle que nous la préconisons, et qui est pratiquée depuis quelque temps avec le plus grand succès par notre maître M. Bouglé.

Le premier temps de toute hystérectomie vaginale consiste dans l'abaissement du col et la désinsertion du vagin. Les premiers chirurgiens qui pratiquèrent l'hystérectomie vaginale, conseillèrent de placer un fil en surjet sur toute la tranche du vagin désinséré, pour en assurer l'hémostase. Que faut-il penser de ce temps opératoire supplémentaire ? En avant, sur la face antérieure de l'utérus, la section vaginale ne saigne pas, il est absolument inutile de s'en préoccuper ; en arrière par contre il se produit un léger suintement sanguin, néanmoins cette hémorrhagie n'est pas assez importante pour arrêter l'opérateur et pour nécessiter ce temps d'hémostase que nous venons d'indiquer. A la fin de l'opération seulement il y aura lieu de s'en souvenir, et comme nous verrons plus loin, le pansement suffira habituellement à arrèter le suintement du sang.

L'incision circulaire de la muqueuse vaginale sur le col doit être prolongée par une courte incision droite et transversale sur les culs-de-sac latéraux, à leur partie interne. Ce complément de l'incision a pour but de faciliter l'isolement du vagin en avant de l'utérus et par suite le décollement de la vessie. De plus il donne un jour plus grand et permet de mieux explorer la zone du ligament large qui correspond à l'artère utérine.

Lorsque la vessie a été séparée de la face antérieure de l'utérus et refoulée vers le pubis par une valve de Sims qu'un aide maintiendra désormais jusqu'à la fin de l'opération, lorsque, d'autre part, le cul-de-sac vaginal postérieur a été largement ouvert ce qui permet dès ce moment un certain degré d'abaissement de l'utérus, les deux pinces à traction placées sur le col au niveau des commissures, tirent fortement sur l'organe et le portent à la gauche de l'opérateur. Par cette manœuvre on découvre l'artère utérine gauche (voir fig. 1) et après l'avoir un peu isolée soit simplement avec le doigt soit à l'aide d'une sonde cannelée, on la charge sans aucune difficulté d'arrière en avant avec une aiguille de Reverdin courbe à extrémité mousse ou pointue. On peut se contenter à la rigueur de ne comprendre dans la ligature que l'artère utérine : mais pour réduire autant que possible le suintement sanguin, il est bon de charger les veines utérines en même temps que l'artère, de façon à étreindre tout le cordon vasculaire utérin, dans la même anse de fil. A ce moment l'uretère a été décollé et refoulé en haut avec la vessie, il n'y a donc aucun danger possible de blesser cet organe avec l'aiguille ou de le comprendre dans la ligature, on peut donc lier en toute sécurité.

Cette première ligature faite, on coupe l'artère utérine et la base du ligament large, *en dedans d'elle, loin d'elle*, contre le bord utérin.

Adoptant ensuite la technique de Doyen, on fait l'hémisection antérieure de l'utérus qui permet de faire basculer en avant le fond de l'organe et de l'amener à la vulve. Les annexes du côté gauche, sont alors saisies avec une pince en cœur, lentement et prudemment décollées si cela est nécessaire, et amenées également à la vulve. L'opérateur par une traction modérée les porte vers sa gauche. Cette traction exercée à la fois sur le fond de l'utérus et sur les annexes du côté gauche, a pour effet de tendre le bord supérieur du ligament large du même côté, et de rendre saillants les pédicules utéro-ovarien et du ligament rond. Un fil de ligature est ainsi placé à l'aide d'une aiguille de Reverdin courbe au-dessous de chacun de ces pédicules. Il est indifférent de commencer par l'un ou par l'autre de ces cordons vasculaires, on saisit en général celui qui se présente le plus favorablement. Les nœuds serrés, on coupe le bord supérieur du ligament large et la portion sous-jacente, *en dedans et loin* d'eux. Le second temps de l'hystérectomie vaginale est achevé (voir fig. 2).

A ce moment l'utérus n'est plus maintenu que par le ligament large droit, et l'hémostase du ligament large gauche est assurée par *trois* ligatures dont les chefs ont été momentanément maintenus longs et fixés dans les mors d'une pince à forcipressure (voir fig. 2 et 3).

Passant alors à droite (de la malade), on procède au niveau du bord supérieur du ligament large droit de la même façon qu'à gauche. C'est-à-dire que l'opérateur amenant les annexes droites à l'aide d'une pince en cœur, les porte ainsi que l'utérus vers sa droite, tend de cette façon le bord supérieur du ligament large et fait saillir les pédicules utéro-ovarien et du ligament rond.

On place alors les deux ligatures sur ces pédicules en chargeant au-dessous d'eux avec la même aiguille que précédemment (voy. fig. 3).

A ce moment l'utérus n'est plus irrigué que par l'artère utérine droite, et lorsqu'on coupe le bord supérieur du ligament large en dedans des ligatures des cordons utéro-ovarien et du ligament rond, on ouvre la terminaison de l'artère utérine, qui chemine le long de la corne utérine droite. Une pince de Kocher est appliquée sur cette terminaison de l'utérine droite pour en assurer l'hémostase et pour ne pas être gêné par le sang, en attendant qu'on lie le tronc principal à la base du ligament large (voy. fig. 3).

Ce quatrième et dernier temps, c'est-à-dire la ligature de l'artère utérine droite, est grandement facilité par l'abaissement de l'utérus et des annexes qui sont alors complètement pendants en dehors de la vulve, puisque seule la portion inférieure du ligament large droit les maintient encore, et c'est sous les yeux avec ou même sans aiguille, qu'on peut lier isolément et facilement le cordon vasculaire utérin droit.

Un dernier coup de ciseaux coupe l'utérine droite *en dedans et loin* de la ligature, et permet d'enlever toute la masse utéro-annexielle. (Voy. fig. 4.)

L'opération est achevée ; les chefs maintenus longs des fils à ligature, permettent d'attirer légèrement les pédicules vasculaires et d'en faire la révision. Lorsqu'on s'est bien assuré que l'hémostase est parfaite, que ni l'une ni l'autre des tranches du ligament large ne saigne, il ne reste plus qu'à sectionner les fils à ligature.

C'est à ce moment qu'on s'aperçoit souvent de la présence d'un léger suintement sanguin au niveau de la tranche vaginale postérieure. Ce suintement en nappe est ordinairement minime et négligeable ; il est exceptionnel qu'on aperçoive des vaisseaux d'un calibre suffisant pour nécessiter leur hémostase directe par l'application d'une ou de plusieurs ligatures isolées. Dans la très grande majorité des cas, cette hémostase est obtenue par un simple tamponnement vaginal.

Il nous reste quelques mots à dire des fils à ligatures. Les seuls à employer sont la soie et le catgut ; nous signalerons toutefois le fil de lin employé depuis quelque temps dans les opérations par certains chirurgiens, en particulier par M. Quénu, car nous n'avons pas d'expérience de ces fils qui semblent avoir donné de bons résultats.

Les chirurgiens américains emploient couramment la soie.

Le catgut paraît cependant préférable, étant donné qu'il s'agit d'une plaie drainée et dans laquelle une très légère infection secondaire pourrait survenir. A moins de maintenir longs les chefs de soie pour pouvoir enlever par traction les ligatures au bout de quelques jours, ainsi que le conseillent certains chirurgiens, on s'expose à avoir secondairement des noyaux inflammatoires persistants autour des soies qui enserrent les vaisseaux utérins.

L'objection de la résorption trop rapide du catgut n'a pas de valeur, par la raison qu'au 3e ou 4e jour, l'hémostase est faite, et d'ailleurs, les nœuds de catgut ne commencent à se desserrer et à être résorbés que vers le 9e jour.

Le principal inconvénient du catgut est d'être plus difficile à serrer. Avant d'abandonner la ligature, il faut s'être assuré que le premier nœud, qui doit toujours être double ne s'est pas desserré. Le meilleur moyen d'avoir une bonne constriction est à notre avis d'employer du catgut aussi fin que possible, par exemple du catgut n° 2 suivant la numération des fils qu'on trouve communément dans le commerce.

Notre technique qui consiste à maintenir longs les chefs de catgut jusqu'à la fin de l'opération en les fixant dans les mors d'une pince à forcipressure, permet de faire une dernière révision des ligatures avant l'application du pansement, et si à ce moment on s'apercevait de l'insuffisance de constriction d'un nœud, il serait facile d'y remédier.

Le pansement extrêmement simple est fait de la façon suivante : Un drain en caoutchouc rigide de gros calibre est placé au centre de la brèche vaginale, juste à la limite de la cavité péritonéale ; en arrière de lui, contre la tranche vaginale postérieure, loin du péritoine et des anses intestinales, on tamponne doucement avec une mèche de gaze iodoformée. Le drain de caoutchouc est ensuite coupé court, de façon à ne pas atteindre l'orifice vulvaire. On termine le pansement en plaçant à la vulve un carré de gaze stérilisée et par dessus une couche d'ouate aseptique.

Les mictions seront assurées à l'aide d'une sonde à demeure ou par des sondages répétés pendant les deux premiers jours. Tandis que la sonde à demeure est presque indispensable avec l'emploi des pinces à forcipressure, il est préférable de s'en dispenser avec le procédé des ligatures, si on a à sa disposition un personnel capable de sonder la malade d'une façon régulière et proprement.

Cette question de la miction à la suite des opérations vaginales et en particulier de l'hystérectomie, est, on le sait, des plus importantes (1).

Nombre de malades qui ont supporté sans la moindre réaction l'opération principale, c'est-à-dire l'hystérectomie, voient malheureusement leur convalescence retardée par des accidents cystalgiques ou même d'uréthrocystite dus à un défaut d'asepsie dans l'emploi de la sonde.

Etant donné la simplicité du pansement vaginal à la

(1) Presque tous les chirurgiens qui pratiquent l'hystérectomie vaginale avec ligatures, en particulier Schtrauch, Jacobs, Pauchet, insistent sur l'avantage incontestable que procure ce procédé, à savoir : non seulement de permettre la suppression de la sonde à demeure, mais encore de laisser la possibilité pour les malades d'uriner seules. Ainsi sont évités tous les ennuis que suscite souvent cette nécessité post-opératoire.

suite de l'opération d'hystérectomie faite avec des ligatures, à défaut d'un personnel très au courant et sûr, pour le sondage de la malade, on peut laisser les opérées uriner spontanément, en ayant soin de maintenir à l'entrée du vagin un petit tampon de gaze iodoformée, non tassée, qu'on aurait naturellement soin de renouveler après chaque miction.

CRITIQUE DU PROCÉDÉ PERSONNEL. RÉSULTATS.

L'opération telle que nous venons de la décrire, paraît ne rien laisser à désirer au point de vue de la sécurité de l'hémostase, et en effet nous l'avons vu appliquer 23 fois par notre maître M. Bouglé, sans qu'il y ait jamais eu ultérieurement production d'une hémorrhagie de quelque abondance. Il nous faut cependant mettre à part trois cas (observ. IV, IX, XVIII) dans lesquels il se fit un certain suintement, qui, dans les deux premiers cas, nécessita simplement le renouvellement du premier pansement et dans le troisième (observ. XVIII) conduisit à la laparotomie secondaire d'urgence.

Cette dernière opération, la seule dans laquelle soit survenue la mort de la malade, mérite d'être examinée avec soin et discutée en détail, car, à une description sommaire, on pourrait supposer que la malade est morte d'hémorrhagie, tandis que en réalité le léger suintement sanguin observé était tout à fait insuffisant pour expliquer la mort.

Il s'agissait d'un cas de métrorrhagies extrêmement rebelles et tenaces, chez une femme âgée, ayant atteint l'âge de la ménopause, et présentant des lésions de métrite hémorrhagique. On avait pu supposer avant l'opération l'existence d'un néoplasme du corps utérin, en réalité, l'examen ultérieur de l'organe montra qu'il ne s'agissait que de métrite hémorrhagique.

Quelques semaines avant l'opération, la malade avait présenté une hémorrhagie tellement abondante qu'elle avait failli succomber, et c'est à cause de ces suintements sanguins sans cesse répétés et plusieurs fois très abondants, que notre maître M. Bouglé s'était décidé à pratiquer l'hystérectomie vaginale. Du reste, au moment de l'opération, la malade paraissait être dans un état général satisfaisant; mais il faut avouer que l'examen hématologique ne fut pas pratiqué. Toujours est-il qu'elle présentait un degré d'anémie plus prononcé que ne pouvait faire supposer son aspect extérieur, et que son état de résistance fut beaucoup moindre qu'on ne pouvait l'espérer.

L'opération, simple dans ses différents temps, avait été malgré tout assez hémorrhagique. On avait affaire à un de ces cas où tout saigne, aussi bien la tranche vaginale que les ligaments larges. Néanmoins l'opération terminée, trois ligatures placées de chaque côté, l'hémostase paraissait suffisante pour permettre de faire le pansement et de replacer la malade dans son lit. Le shock opératoire fut d'une intensité inaccoutumée.

Malgré le traitement énergique auquel fut soumise l'opérée, malgré une piqûre de caféine, une piqûre d'éther et une injection de sérum de 500 grammes, 5 à 6 heures après l'intervention, cette malade présentait encore une température extrêmement basse, atteignant à peine 35°. Le pouls était faible et un peu rapide. En présence de ces symptômes alarmants, les Internes du service songèrent à la possibilité d'une hémorrhagie interne et enlevèrent sans plus tarder le pansement vaginal pour voir s'il n'existait pas de caillots dans le vagin. Il s'y trouvait en effet un petit caillot d'un volume d'ailleurs tout à fait insuffisant pour expliquer l'état de shock. Autant qu'on en pouvait juger par l'examen des pédicules vasculaires par la voie vaginale, les ligatures paraissaient bonnes et suffisantes. Néanmoins, dans le doute, une laparotomie d'urgence fut pratiquée afin de voir s'il n'existait pas d'hémorrhagie interne intra-péritonéale. On constata seulement la présence d'un caillot peu volumineux à la partie déclive de la cavité pelvienne. L'examen attentif des différents pédicules vasculaires de l'utérus et des annexes montra que ceux-ci étaient régulièrement étreints par les fils à ligature et parfaitement oblitérés; mais il existait un suintement sanguin minime et continu qui provenait d'une veine uretérale. Ce fut là le seul vaisseau dont, après de minutieuses recherches, on put constater la béance. Une pince puis une ligature furent placées sur cette veine, et le ventre fut refermé après drainage.

Malgré tout, aucune amélioration ne se produisit, l'état de shock persista.

La malade demeura très faible avec une température de 36° à 37° et un pouls faible et très rapide (130 à 140). Au bout de vingt-quatre heures la température se mit à monter, et le troisième jour la malade succomba avec une température de 39°.

A l'autopsie qui fut pratiquée le lendemain, on ne constata aucune trace de péritonite appréciable. Il existait une très petite quantité de sang dans la partie déclive de la cavité pelvienne, mais les ligatures méticuleusement contrôlées, furent reconnues toutes bien en place, étreignant normalement les pédicules vasculaires qu'elles étaient chargées d'oblitérer.

En résumé, on peut dire que cette malade est morte de shock et d'infection après avoir présenté un certain degré de suintement sanguin. Mais cette hémorrhagie d'ailleurs tout à fait insuffisante comme nous le disions plus haut pour expliquer la mort, ne peut être imputée à la technique.

Nous l'avons dit, le seul vaisseau laissé ouvert était une petite veine uretérale, or, on peut admettre que si au lieu de placer des ligatures on avait eu recours à l'emploi des pinces il est vraisemblable que ce vaisseau aurait de même échappé à l'hémostase par forcipressure. En toute sincérité ce cas malheureux, le seul de la série, ne peut être imputé aux défauts de la méthode, mais il prouve que chez des malades affaiblies par des hémorrhagies répétées, (dont la dernière en particulier très abondante dans le cas qui nous occupe), le moindre traumatisme provoque un shock contre lequel nos moyens usuels (éther, caféine, sérum, injections salées), sont impuissants.

Les principaux arguments qui ont été opposés à l'emploi des ligatures dans l'hystérectomie vaginale sont :

que ce procédé prolonge inutilement l'opération et qu'il offre des difficultés parfois insurmontables pour l'application des ligatures.

L'objection de la durée ne semble en réalité pas bien importante, car avec quelque habitude, on peut affirmer que l'emploi des ligatures ne prolonge pas l'opération de plus d'un quart d'heure ; c'est-à-dire que pour une hystérectomie vaginale ordinaire et simple, au lieu de n'exiger qu'un quart d'heure en moyenne, l'opération pourra durer au maximum une demi-heure. Si on veut bien songer à la durée des premières hystérectomies vaginales on conviendra que l'objection ne paraît pas assez sérieuse pour faire rejeter ce procédé.

Quant à la seconde objection, je veux dire la difficulté du placement des ligatures, il suffit d'avoir vu employer quelquefois ce procédé pour se rendre compte de l'exagération considérable de cet argument, et qu'en réalité avec un peu d'habitude la difficulté devient nulle. Les observations inédites publiées dans ce travail correspondent à des cas variés d'épithéliomes utérins, de salpingo-ovarites chroniques, de petits fibromes utérins (les seuls à l'heure actuelle justiciables de l'hystérectomie vaginale) et enfin de salpingo-ovarites suppurées.

Parmi ces dernières, bon nombre (comme les observations XVI, XVII, XIX, XX) peuvent être comptées parmi les cas les plus laborieux de l'hystérectomie vaginale à cause du volume des poches suppurées et surtout à cause des adhérences parfois extrêmes de ces poches. Or ce qui a toujours été difficile et ce qui compliquera toujours l'opération, quel que soit d'ailleurs le procédé d'hémostase, c'est l'isolement, l'énucléation et l'abaissement de ces poches annexielles; une fois amenée à la vulve, il est remarquable de voir que le pédicule de la poche annexielle peut être enserré par un fil de ligature tout aussi facilement qu'à l'aide d'une pince; certes celle-ci est placée plus rapidement, mais non plus sûrement. Il est bien entendu que pour se placer dans les meilleures conditions il faut avoir soin de placer les ligatures avant l'ablation de l'utérus et des annexes. On aurait infiniment plus de difficultés si, plaçant d'abord des pinces clamps pour assurer l'hémostase provisoire, on n'appliquait les ligatures qu'après avoir séparé l'utérus et les annexes. Cependant, dans des cas exceptionnels de vagin très étroit, de ligament large particulièrement infiltré et friable, peut-être rencontrera-t-on des difficultés à l'application des ligatures, suffisantes pour faire rejeter la méthode et pour avoir recours aux pinces. Mais ces cas doivent être tout à fait exceptionnels surtout pour un gynécologue qui aurait appris à placer les ligatures en commençant par des cas plus favorables.

Quant aux avantages du procédé des ligatures, ils nous paraissent indiscutables.

Il faut reconnaître tout d'abord que la chirurgie actuelle n'accepte pas en principe la forcipressure comme un procédé d'hémostase définitif.

Dans toutes les régions autres que celle qui nous occupe, ce n'est qu'en désespoir de cause qu'on se décide à regret à laisser une ou plusieurs pinces à demeure. Ce qui est vrai pour la chirurgie en général, doit l'être pour la chirurgie utéro-ovarienne qui ne peut être considérée autrement que comme un chapitre de la chirurgie générale. C'est donc répondre à un sentiment et à un désir de la chirurgie moderne que de s'efforcer de supprimer l'emploi des pinces à demeure pour les remplacer par les ligatures.

Mais ce n'est là qu'une considération toute philosophique. L'hystérectomie vaginale à ligatures, présente d'autres avantages plus importants parce qu'ils sont d'ordre pratique.

D'abord et avant tout, et c'est un point sur lequel nous devons surtout insister car il a à notre avis une grosse importance, c'est la simplification des suites opératoires. Aujourd'hui que nous savons guérir, ne devons-nous pas tendre sans cesse à mieux guérir nos malades, c'est-à-dire plus simplement, en réduisant les douleurs et tous les inconvénients de l'acte opératoire. A ce point de vue l'avantage de l'hystérectomie vaginale à ligatures sur la même opération pratiquée avec des pinces, est absolument indéniable. De plus, le drainage, si utile dans les opérations vaginales, est plus facile à assurer, le vagin n'étant pas encombré par les pinces.

Il faut reconnaitre qu'à ce point de vue la technique de l'hystérectomie vaginale varie encore singulièrement d'un chirurgien à l'autre. Beaucoup d'opérateurs, surtout à l'étranger, parmi ceux qui emploient les ligatures, se préoccupent de terminer l'opération de la même façon qu'ils achèvent une laparotomie, c'est-à-dire en fermant par un surjet à la soie ou au catgut la séreuse péritonéale, puis en suturant dans un second plan la paroi vaginale. Pour notre part cette méthode nous paraît dangereuse dans la grande majorité des cas. D'abord quand il s'agit de salpingo-ovarites suppurées, le fait est absolument évident. Mais, même en dehors de ces cas, est-on toujours sûr de l'asepsie de la cavité utérine largement ouverte au cours de l'opération, et risquant par conséquent d'infecter les instruments introduits dans le vagin ? On peut, il est vrai, remédier à cet inconnu de l'état septique ou non de la cavité utérine en pratiquant au préalable un curettage de cette cavité suivi d'une cautérisation au chlorure de zinc ou à la teinture d'iode; mais il y a encore la muqueuse vaginale que malgré toutes les injections et tous les lavages pratiqués avant l'opération, il est bien difficile d'aseptiser d'une façon certaine. Aussi, croyons-nous qu'il vaut mieux en règle générale drainer le vagin ; cette méthode ne présentant d'ailleurs aucun inconvénient et la cicatrisation de la plaie vaginale s'effectuant malgré cela dans les meilleures conditions.

De même que dans les laparotomies, on a renoncé au drainage par le tamponnement de gaze à la Mickulicz, de même dans le pansement vaginal, doit-on rejeter le tamponnement à la gaze pour y substituer l'emploi d'un tube en caoutchouc. Un drain du volume du petit doigt, à parois rigides, est placé au centre de la brèche vaginale, sans pénétrer dans la cavité péritonéale, et l'aspiration est assurée par la mèche de gaze placée sur la tranche vaginale postérieure. Un tel pansement peut séjourner huit à neuf jours dans le vagin sans être renouvelé, la température de la malade restant toujours normale. Au neuvième jour, drain et mèche sont supprimés, et on peut commencer les injections vaginales à faible pression. Dans les cas graves d'hystérectomie vaginale pour salpingo-ovarites suppurées très adhérentes, l'absence de pinces et le drainage bien assuré de la façon que nous venons de dire donnent apparemment la plus grande sécurité. Chez la malade de l'observation XVII qui eut au bout de 48 heures une fistule entéro-vaginale, nous pensons que c'est à la méthode opératoire et à l'application du drain que cette malade a dû non seulement de guérir, mais encore de ne présenter à aucun moment d'accidents inquiétants. Ce cas fut cependant un des plus difficiles et des plus laborieux de la série et peut être compté comme un des plus beaux succès à l'actif de la méthode opératoire que nous venons d'exposer.

CONCLUSIONS

1° Nous n'avons pas eu l'intention dans cette étude, d'établir un parallèle entre la voie abdominale et la voie vaginale dans le traitement des affections utérines et péri-utérines. Comme la plupart des chirurgiens, nous pensons qu'à l'heure actuelle, avec les perfectionnements de la technique, la voie haute constitue la méthode de choix. Toutefois, nous pensons que dans bon nombre de cas, la voie basse se présente dans des conditions, telles qu'elle doit être préférée à la voie abdominale.

2° L'hystérectomie vaginale se pratique actuellement par deux procédés : à l'aide de pinces, ou à l'aide de ligatures.

3° Le procédé des ligatures, à notre avis, doit être considéré comme le procédé de choix, non pas seulement dans l'hystérectomie vaginale pour prolapsus, ainsi que l'admettent la plupart des chirurgiens de l'école de Paris, mais aussi dans toutes les opérations d'hystérectomies vaginales, qu'il s'agisse d'épithélioma, de fibromes (peu volumineux), ou de salpingo-ovarites.

4° La technique de l'hystérectomie vaginale avec ligatures, doit être basée sur l'anatomie, c'est-à-dire que l'hémostase doit être assurée par la ligature successive des six pédicules vasculaires qui irriguent l'utérus et ses annexes.

5° Si l'emploi des ligatures prolonge la durée de l'opération de quelques minutes, ce léger inconvénient est largement compensé par la simplicité des suites opératoires en particulier pendant les deux premiers jours qui suivent l'opération.

Dans la très grande majorité des cas le placement des fils est des plus simples, et il nous semble qu'on a beaucoup exagéré la difficulté, voire même l'impossibilité de l'application des ligatures.

6° Ces conclusions sont basées sur 23 observations inédites dans lesquelles l'hystérectomie vaginale a été pratiquée pour des affections diverses, soit de l'utérus, soit des annexes. Le nombre relativement considérable des observations concernant des lésions annexielles suppurées (neuf), toutes opérées avec succès, nous paraît confirmer notre opinion sur la bénignité de l'hystérectomie vaginale à l'aide des ligatures.

OBSERVATIONS

Toutes les observations contenues dans ce travail sont dues à l'obligeance de notre maître M. le docteur Bouglé.

Observation I

Salpingo-ovarite suppurée bilatérale. Hystérectomie vaginale avec ligatures, par M. Bouglé. Guérison.

Berthe V..., 19 ans, couturière.

Entre le 19 septembre 1901 à l'hôpital de la Salpêtrière dans le service du docteur Segond, pavillon Osiris.

A. H. Néant.

A. P. Signes marqués d'inflammation aiguë des annexes.

Douleurs abdominales bilatérales, irradiées dans les cuisses.

Elévation de température.

A l'examen, douleur à la pression au niveau des deux fosses iliaques.

Au toucher empâtement des deux culs-de-sac, masses annexielles des deux côtés. Examen douloureux.

Hystérectomie vaginale sans pinces le 30 septembre 1901 par M. Bouglé.

Abaissement facile. Ligatures au catgut des six pédicules uté rins.

Mèches iodoformées et gros drain dans le vagin.

Suites très simples, apyrexie.

Guérison.

Observation II

Salpingo-ovarite double, suppurée du côté gauche. Hystérectomie vaginale avec ligatures, par M. Bouglé. Guérison.

Alice T..., 21 ans, sans profession.

Entre le 17 septembre 1901 à l'hôpital de la Salpétrière, dans le service du docteur Segond. Pavillon Osiris.

A. H. Rien de particulier.

A. P. Réglée à 12 ans. Toujours bien depuis.

Quelques pertes blanches.

A présenté il y a quelque temps des signes d'infection génitale. Pertes jaunes verdâtres, douleurs à la miction ; douleurs abdominales bilatérales avec irradiations dans les cuisses, et prédominance à gauche.

Au toucher signes d'annexite bilatérale plus accusés dans le cul-de sac vaginal gauche.

M. Bouglé pratique l'hystérectomie vaginale sans pinces le 3 octobre 1901. Trois pédicules de chaque côté sont liés au catgut.

Le drainage est assuré par un gros drain et deux mèches.

Les suites sont des plus simples, pas d'élévation de température.

La malade sort guérie vingt jours après.

Observation III

Fibrome de l'utérus. Hystérectomie vaginale avec ligatures par M. Bouglé. Guérison.

Mme Da..., femme R..., 41 ans, concierge.

Entre le 25 septembre 1901 à l'hôpital Cochin, service du docteur Bouilly, salle Velpeau.

A. H. Rien à noter.

A. P. Réglée à 12 ans. Toujours bien réglée jusqu'à ces derniers temps.

Un accouchement normal il y a 19 ans.

Il y a 8 ans on la soigne pour une métrite et elle traîne jusqu'au moment où on lui fait une laparotomie. M, Rochard aurait enlevé un ovaire. Au bout de trois mois les règles revinrent abondamment.

Il y a un an, interruption des règles pendant quatre mois ; puis les règles réapparaissent et se rapprochent au point que depuis huit mois la malade est constamment dans le sang. Douleurs lombaires, douleurs rectales sans ténesme.

Examen : au toucher on sent une grosse tumeur fibreuse saillante dans le cul-de-sac postérieur du vagin. La paroi abdominale adipeuse empêche de se rendre compte du volume abdominal de la tumeur.

Hystérectomie vaginale sans pinces par M. Bouglé le 5 octobre 1901. Trois ligatures au catgut du côté droit, deux seulement du côté gauche où l'ovaire gauche a déjà été enlevé.

Drainage : Un drain, une mèche.

On enlève le pansement huit jours après. Etat très satisfaisant de la cicatrisation.

La malade sort guérie le 31 octobre 1901.

Observation IV

Annexite bitatérale Hystérectomie vaginale avec ligatures par M. Bouglé. Guérison.

La... J., 22 ans, couturière.

Entre le 13 septembre 1901 à l'hôpital Cochin dans le service de M. Bouilly, salle Velpeau.

A. H.: Hérédité nerveuse. Mère internée dans un asile d'aliénés.

A. P.: Réglée à 11 ans. Toujours bien depuis.

Pertes blanches et verdâtres depuis un mois environ.

A 16 ans tumeur blanche du coude gauche, opérée et guérie.

Bronchites suspectes à répétitions. Poumon droit avec râles sous-crépitants.

Depuis un mois, douleurs en urinant, pertes blanches et verdâtres, douleurs continues avec paroxysmes dans le ventre surtout à gauche.

A l'examen: le ventre est tendu et très douloureux à la pression surtout à gauche.

Au toucher utérus normal et normalement placé. Annexite double peu volumineuse très douloureuse.

Après un retard occasionné par une poussée de congestion pulmonaire, ou pratique le 11 octobre 1901, l'hystérectomie vaginale avec ligatures des artères au catgut. A la fin de l'opération on constae un certain suintement qui provient de la tranche vaginale postérieure. Drain et mèches de gaze iodoformée.

Suites opératoires très simples, apyrexie complète. mais petit suintement sanguin qui se prolonge plusieurs jours.

Le 1er novembre la malade est levée et bien portante, plus de douleurs ; sort le 13 novembre en très bon état.

Observation V

Epithélioma utérin. Hystérectomie vaginale avec ligature des pédicules utérins au catgut par M. Bouglé. Guérison.

Marie B..., 40 ans, femme de chambre.

Entre le 25 septembre 1901, à l'hôpital Cochin, service de M. Bouilly, salle Velpeau.

A. H. : Néant.

A. P. : Réglée à 14 ans, toujours bien depuis.

Très rares pertes blanches.

Accouchements normaux de deux enfants : l'un à 24 ans, l'autre à 26 ans.

La malade qui s'est toujours bien portée a remarqué depuis environ 4 mois que ses règles devenaient irrégulières, puis elles cessèrent.

Le 15 août 1901, apparition d'un écoulement sanguin qui n'a pas cessé depuis.

D'abord peu abondante la métrorrhagie devint considérable vers le 10 septembre, et la malade perdit des caillots.

L'examen du ventre ne donne aucun renseignement.

Au toucher utérus un peu gros. Allongement de la cavité utérine (9 cmt.).

On dilate l'utérus avec une laminaire pour pratiquer un curettage. Mais on remarque sur la partie postérieure de la cavité utérine une surface mollasse et saignante qui fait diagnostiquer le néoplasme.

Le 12 octobre, hystérectomie vaginale sans pinces par M. Bouglé. Curettage préalable, ligature des utérines en bas et des pédicules utéro-ovarien et du ligament rond en haut.

Gros drain et mèche de gaze iodoformée sur la tranche vaginale postérieure.

Suites très bonnes. 1er pansement le 15 octobre. Apyrexie complète.

La malade sort le 9 novembre en bon état, la cicatrice vaginale est parfaite.

Observation VI

Annexite bilatérale. Hystérectomie vaginale avec ligature des pédicules au catgut, par M. Bouglé. Guérison.

B... Mez..., 19 ans, sans profession.

Entre le 2 octobre 1901, à l'hôpital Cochin, dans le service de M. Bouilly, salle Velpeau.

A. H. : Néant.

A. P. : Réglée à 10 ans. Toujours bien depuis. Règles durant 4 jours.

Quelques pertes blanches.

Accouchement il y a 4 mois. Accouchement et grossesse normalement passés. 10 jours après l'accouchement. fièvre élevée (40°, avec gonflement des seins, mais rien du côté du ventre.

Retour de couches en temps normal.

Depuis 3 mois pertes verdâtres tachant le linge, sans douleurs à la miction, ni douleurs abdominales. Elle est traitée à ce moment par des injections de permanganate et des applications de tampons glycérinés.

Il y a 7 jours apparition brusque de douleurs abdominales dans les deux côtés du ventre, avec fièvre et même un vomissement.

A l'examen empâtement des culs-de-sac, masses annexielles à droite et à gauche.

Hystérectomie vaginale sans pinces, le 13 octobre, par M. Bouglé. Après curettage préalable et cautérisation de la cavité utérine au chlorure de zinc. Ligature de l'utérine gauche, hémisection antérieure ligature des 2 pédicules supérieurs droits. Même manœuvre mais de haut en bas du côté droit.

Examen des pièces : Utérus petit : trompe gauche du volume

du doigt œdémateuse ; trompe droite contient un magma grisâtre qui n'est pas du pus.

Suites opératoires simples ; apyrexie ; mèches enlevées au bout de 4 jours, le drain au bout de 8 jours. Le 25 octobre cicatrice vaginale fermée.

Sort guérie le 9 novembre.

Observation VII

Métrite chronique, ovaire gauche kystique. Hystérectomie vaginale avec ligatures, par M. Bouglé. Guérison.

Apolline L..., veuve D..., 46 ans, sans profession.

Entre le 7 octobre 1901 à l'hôpital Lariboisière dans le service du docteur Reynier, salle Gosselin.

Pertes hémorrhagiques fréquentes et assez abondantes se mêlant à des pertes blanches continuelles. Sensation de pesanteur abdominale.

Tiraillements lombaires et surtout douleurs au niveau des ovaires et en particulier du droit.

A l'examen, utérus gros, mais pas de noyaux fibromateux.

Annexes droites volumineuses ; douleurs à la palpation.

Hystérectomie vaginale sans pinces le 14 octobre 1901, par M. Bouglé.

On trouve un gros utérus de métrite chronique ; ovarite kystique du volume d'une grosse orange à droite, lésions moins accentuées des annexes gauches. Les ligatures au nombre de trois de chaque côté sont faites facilement.

Drainage avec une mèche et un drain gros et rigide coupé au ras de la vulve.

Suites très simples.

La malade sort très bien portante le 11 novembre 1901.

Revue le 26 mars 1902. Très bon état local, bonne cicatrice

vaginale ; déchirure du périnée (?). Quelques troubles urinaires.

La malade cependant n'avait pas eu de cystite au moment de l'opération.

Observation VIII

Salpingo-ovarite suppurée bilatérale. Hystérectomie vaginale avec ligatures, par M. Bouglé. Guérison.

Jeanne M..., 16 ans, blanchisseuse.

Entre le 28 septembre 1901 à l'hôpital de la Salpêtrière dans le service du docteur Segond. Pavillon Osiris.

A. H. : Rien à noter.

A. P. : A présenté des symptômes aigus d'infection annexielle.

Le 1er octobre on pratique chez cette malade l'incision du cul-de-sac vaginal postérieur.

Persistance des symptômes. Il y a des poches salpingiennes suppurées de chaque côté.

Le 16 octobre, quinze jours après avoir fait l'opération de Laroyenne, M. Bouglé pratique chez cette malade l'hystérectomie vaginale sans pinces. Trois ligatures au catgut sont posées de chaque côté sur les pédicules vasculaires.

M. Bouglé draine avec un gros drain rigide et tamponne une mèche sur la tranche vaginale postérieure qui a saigné assez abondamment.

Suites opératoires très simples. Apyrexie.

La malade sort guérie trois semaines après.

Observation IX

Métrite et salpingo ovarite double. Hystérectomie vaginale avec ligatures par M. Bouglé. Guérison.

Sch..., femme T..., 39 ans, domestique.

Entre le 2 octobre à l'hôpital de la Salpêtrière dans le service du docteur Segond. Pavillon Osiris.

A. H. Néant.

A. P. Pertes blanches abondantes. Douleurs et pesanteur dans le bas-ventre. Douleurs dans les deux fosses iliaques spontanées et à la pression.

Au toucher, utérus volumineux, col irrégulier et saillant, culs-de-sac douloureux, masses annexielles des deux côtés.

M. Bouglé pratique l'hystérectomie vaginale sans pinces le 19 octobre 1901. Ligature des 6 pédicules au catgut.

Un drain et deux mèches sont placés au fond du vagin.

Les jours suivants il se produit un très léger suintement sanguin accompagné d'une faible élévation de la température. Elimination spontanée du drain le 8e jour, pas d'autres complications. La cicatrisation suit son cours normal.

La malade sort guérie peu après.

Observation X

Métrorrhagies rebelles. Hystérectomie vaginale sans pinces, par M. Bouglé. Guérison.

Léonie R..., femme J..., 50 ans, ménagère.

Entrée le 6 octobre 1901 à l'hôpital Lariboisière dans le service du docteur Reynier, salle Gosselin.

A. H. Néant.

A. P. Depuis l'approche de la ménopause la malade a présenté des hémorrhagies de plus en plus considérables et rebelles. A subi un curettage pour ces métrorrhagies mais aucune amélioration ne s'étant produite, l'hystérectomie vaginale est décidée.

Hystérectomie vaginale sans pinces le 13 novembre 1901 par M. Bouglé.

L'utérus, gros, est facilement abaissé après hémisection antérieure. Les annexes viennent facilement.

Six pédicules sont liés successivement au catgut. La tranche vaginale postérieure saigne notablement.

Drainage : un gros drain, une mèche.

Suites très simples apyrétiques.

La malade sort guérie le 5 décembre 1901

Observation XI

Salpingo-ovarite bilatérale. Hystérectomie vaginale avec ligatures, par M. Bouglé. Guérison.

Augustine L..., 27 ans, domestique.

Entre le 4 décembre 1901 à l'hôpital Lariboisière dans le service du docteur Reynier. Salle Gosselin.

A. H. Néant.

A. P. Réglée à 11 ans. Toujours bien.

Présente depuis plusieurs mois des troubles génitaux : pertes blanches, douleurs dans le bas-ventre avec irradiations dans les membres inférieurs.

Au toucher on sent une masse volumineuse dans le cul de-sac droit.

Hystérectomie vaginale sans pinces le 13 décembre 1901 par M. Bouglé. Curettage préliminaire. L'utérus dont le col est très gros est ensuite abaissé ; hémisection antérieure.

Les annexes du côté gauche, très volumineuses sont amenées dans la plaie ; à ce moment, la poche annexielle grosse comme une orange, se rompt et il s'en écoule un liquide séreux.

La poche est enlevée et on lie les trois pédicules du côté gauche. Les annexes droites également malades, sont sclérosées, hypertrophiées, mais ne contiennent pas de pus. On les enlève et on fait également trois pédicules. Une ligature supplémentaire est placée sur la tranche vaginale postérieure qui saigne assez abondamment.

Drainage : un drain gros et rigide, une mèche.

Suites très favorables.

La malade sort guérie le 10 janvier 1902.

Observation XII

Métrorrhagies rebelles, métrite chronique. Hystérectomie vaginale avec ligatures, par M. Bouglé. Guérison.

Caroline C..., 45 ans, coiffeuse.

Entre le 11 décembre 1901 à l'hôpital Lariboisière dans le service du docteur Reynier, salle Gosselin.

A. H. Pas de renseignements.

A. P. Présente depuis l'approche de la ménopause c'est-à-dire depuis quelques mois des hémorrhagies abondantes.

Ces hémorrhagies d'abord simples ménorrhagies sont devenues dans ces derniers temps de véritables métrorrhagies. La malade est ischémiée et affaiblie.

A l'examen : utérus volumineux immobilisé par des adhérences (périmétrite surtout postérieure). Les annexes paraissent saines.

Hystérectomie vaginale sans pinces le 16 décembre 1901 par M. Bouglé. Curettage préalable et cautérisation de la cavité utérine au chlorure de zinc. La cavité utérine contenait de nombreuses fongosités. Ligature de l'utérine gauche un peu difficile car l'utérus s'abaisse difficilement. Annexes gauches normales mais adhérentes ; en les attirant au dehors le ligament utéro-ovarien gauche se déchire ce qui nécessite une hémostase un peu plus soignée et délicate. A droite les annexes saines et très apparentes sont volontairement abandonnées. Ligature de l'utérine droite. A gauche, à la fin de l'opération il est nécessaire de compléter l'hémostase au niveau de l'utérine.

Drainage ; un gros drain, rigide, une mèche.

L'utérus est gros, dur, sclérosé, pas de fibrome.

Suites très simples.

La malade sort le 6 janvier 1902.

Revue le 28 février 1902 en très bon état.

Observation XIII

Métrorrhagies. Ovarite droite suppurée. Hystérectomie vaginale avec ligatures, par M. Bouglé. Guérison.

Jeanne R..., 25 ans, plumassière.

Entre le 14 décembre 1901 à l'hôpital Lariboisière, dans le service du docteur Reynier, salle Gosselin.

Depuis plusieurs mois cette malade se plaint de douleurs au niveau des ovaires ; de plus ses règles sont devenues irrégulières et beaucoup plus rapprochées que normalement. Les pertes sont très abondantes et répétées.

On a pratiqué chez cette malade une laparotomie pour ovarite suppurée gauche.

Hystérectomie vaginale sans pinces le 17 janvier 1902 par M. Bouglé. Dilatation et curettage de la cavité utérine, cautérisation au chlorure de zinc. Circulaire du col, ouverture du cul-de-sac vésico-utérin et ligature de l'utérine gauche au catgut n° 2. Hémisection antérieure, abaissement et bascule de l'utérus. Ligature du ligament rond gauche (les annexes gauches ont déjà été enlevées par la laparotomie).

Les annexes droites sont très adhérentes, l'ovaire est suppuré : une ligature sur le pédicule utéro-ovarien droit et une autre sur le ligament rond droit. Enfin ligature de l'utérine et ablation de l'utérus.

Drainage : un drain et deux mèches latérales.

Suites bonnes, quelques vomissements. Température maxima le troisième jour 38°2. Pansement au quatrième jour ; très bon état local.

Sort guérie le 10 février 1902.

Observation XIV

Epithélioma du corps de l'utérus. Hystérectomie vaginale avec ligatures, par M. Bouglé. Guérison.

Marie M..., 44 ans, ménagère.

Entre le 25 janvier 1902 à l'hôpital Lariboisière dans le service du docteur Reynier, salle Gosselin.

A. H. : Néant.

A. P. : Réglée à 12 ans, toujours bien depuis.

Depuis quelques mois apparition de pertes blanches, filantes, striées de sang, d'une odeur fade et écœurante.

Douleurs de plus en plus intenses. La malade maigrit et s'anémie.

A l'examen utérus gros et fongueux.

Hystérectomie vaginale sans pinces le 7 février 1902 par M. Bouglé.

Opération difficile : l'utérus est extrêmement friable et les pinces dérapent, ce qui rend l'abaissement très difficile.

Il est nécessaire de faire le morcellement de la partie centrale de l'organe. Ceci permet d'amener peu à peu à la vulve le fond de l'utérus qui est très volumineux. Ligatures au catgut. Les annexes sont laissées et l'utérus seul est enlevé.

Drainage : un drain, une mèche.

La malade sort le 5 mars, son état général s'est beaucoup amélioré et l'état local est parfait.

Observation XV

Epithélioma du col utérin. Hystérectomie vaginale avec ligatures, par M. Bouglé. Guérison.

Maria P..., 29 ans, cuisinière.

Entre le 19 février 1902 à l'hôpital Cochin, service du docteur Bouilly, salle Velpeau.

A. H. : Rien d'intéressant.

A. P. : Réglée à 14 ans. Toujours bien réglée depuis et sans douleurs.

A fait deux fausses couches, l'une à 22 ans, l'autre à 27 ans.

A la suite de la seconde elle a continué à perdre pendant deux mois, puis ces pertes se sont arrêtées.

Depuis environ cinq ou six mois la malade se plaint d'avoir des pertes blanches auxquelles vient se mêler du sang. Ces pertes sont continuelles et abondantes surtout pendant la nuit.

Cependant pas de douleurs, et seul l'affaiblissement dû à l'hémorrhagie a déterminé la malade à entrer à l'hôpital.

Elle a pris des injections avec du sublimé et chaque injection provoquait une nouvelle perte de sang.

Examen : au toucher on sent un col irrégulier, formé de saillies bourgeonnantes saignant facilement. Le cul-de-sac latéral gauche, ainsi que le cul-de-sac antérieur, sont souples ; mais à droite et en arrière le vagin est nettement envahi.

Toutefois les lésions ne paraissent pas pénétrer profondément, et le ligament large correspondant, c'est-à-dire le droit, paraît souple.

Hystérectomie vaginale sans pinces le 6 mars 1902 par M. Bouglé. Opération normale ; six ligatures au catgut. Nécessité d'une exérèse large du vagin à droite et en arrière. Drainage avec un gros drain et deux mèches.

Suites opératoires très bonnes ; cependant la malade a présenté pendant quelques jours un peu d'élévation de température due à une rétention stercorale rebelle qu'il a fallu combattre à plusieurs reprises par divers purgatifs.

Elle sort le 2 avril en très bon état ; la cicatrice vaginale presque complètement achevée est souple, sans aucune induration suspecte, et l'état général de la malade s'est beaucoup amélioré.

Observation XVI

Salpingo-ovarite suppurée bilatérale. Hystérectomie vaginale avec ligatures, par M. Bouglé. Guérison.

Eugénie H..., 24 ans, domestique.

Entre le 1er mars 1902 à l'hôpital Lariboisière, dans le service du docteur Reynier, salle Gosselin.

Antécédents d'affection génitale ancienne avec nouvelle période aiguë. Pertes blanches et verdâtres abondantes avec douleurs pendant la miction. Douleurs vives dans les deux fosses iliaques, irradiant vers les lombes et vers les cuisses. Poussées fébriles répétées.

Au toucher, masses annexielles assez volumineuses et empâtement des culs-de-sac. Examen douloureux.

Hystérectomie vaginale sans pinces le 12 mars 1902, par M. Bouglé. Opération très laborieuse, difficulté d'énucléation des poches salpingiennes. Trois ligatures au catgut n° 2, de chaque côté.

Drainage : un gros drain rigide et deux mèches.

Suites extrêmement simples, apyrexie.

Sort le 10 avril en très bon état.

Revue le 2 mai en très bon état de santé.

Observation XVII

Salpingo ovarite suppurée bilatérale. Hystérectomie vaginale avec ligatures, par M. Bouglé. Guérison.

Yvonne L..., 20 ans, modiste.

Entre le 13 février 1902 à l'hôpital Lariboisière, dans le service du docteur Reynier, salle Gosselin.

A. H. : Rien d'intéressant.

A. P. : Réglée à 13 ans. Toujours bien depuis.

Il y a quelques mois, vaginite et uréthrite, douleurs à la miction. Pertes jaunâtres empesant le linge.

Depuis, pertes blanches continuelles et abondantes, douleurs abdominales bilatérales. Douleurs lombaires.

A l'examen : Utérus de moyen volume refoulé en avant, cul-de-sac postérieur comblé, annexite double.

La malade subit d'abord le 15 février une incision du cul-de sac postérieur pour combattre des accidents aigus avec température à 39° 40° ; on évacue successivement six poches, dont trois suppurées et trois séreuses.

Hystérectomie vaginale secondaire sans pinces le 17 mars 1902 par M. Bouglé.

Opération *très laborieuse*, néanmoins placement facile des fils. Annexes très adhérentes ; six ligatures au catgut.

Drainage : un gros drain, une mèche.

Suites : Au commencement du troisième jour, brusquement la malade rend des matières liquides par le vagin ; fistule intestinale. L'état général est très bon, mais rien ne passe par le rectum, les matières s'éliminent par le vagin. Le 24 mars, la malade commence à rendre quelques gaz par l'anus puis des matières. La fistule se ferme en cinq semaines.

La malade sort guérie et en parfait état le 11 mai.

Observation XVIII

Métrorrhagies rebelles.—Hystérectomie vaginale avec ligatures par M. Bouglé. Mort.

Léontine R... 42 ans, sans profession.

Entre le 12 mars 1902 à l'hôpital Cochin dans le service du docteur Bouilly. Salle Velpeau.

Cette malade est au moment de son entrée très anémiée et considérablement affaiblie par des pertes de sang continuelles et souvent très abondantes. Au mois de janvier elle a eu une hémorrhagie si forte qu'elle a failli en mourir. Comme l'état de la malade est trop défectueux on décide de la mettre au repos pendant quelque temps, mais les hémorrhagies continuent et l'une d'elles est même considérable. On se décide à intervenir d'urgence.

Hystérectomie vaginale sans pinces le 22 mars 1902 par M. Bouglé.

L'opération est simple mais très sanglante. Tout saigne, la la tranche vaginale en particulier. Six ligatures au catgut sont posées; il est nécessaire de faire un léger tamponnement à la gaze iodoformée pour arrêter le suintement sanguin.

Drainage avec un gros drain au centre des mèches.

Suites : La malade est extrêmement faible et en état de shock.

Dans l'après-midi la température atteint à peine 35°, le pouls est faible et rapide. En présence de ces symptômes on pense à une hémorrhagie interne, on défait le pansement vaginal mais on ne trouve qu'un petit caillot au niveau de la tranche vaginale postérieure.

Laparotomie faite d'urgence par les Internes du service. L'examen de la cavité péritonéale fait seulement découvrir un petit caillot dans le pelvis; les ligatures tiennent toutes très bien, mais il y a un très léger suintement sanguin provenant d'une veine uretérale ; on la lie. Drainage et fermeture du ventre. Mort le surlendemain en hyperthermie.

L'*autopsie* a démontré qu'il n'y avait pas eu d'hémorrhagie interne, toutes les ligatures étaient régulièrement posées et avaient parfaitement tenu.

Observation XIX

Métrite et salpingo-ovarite suppurée gauche. Hystérectomie vaginale avec ligatures, par M. Bouglé. Guérison.

Palmyre C..., 25 ans, domestique.

Entre le 26 décembre 1902 à l'hôpital Lariboisière, dans le service du docteur Reynier, salle Gosselin.

Cette malade qui a eu et a encore des pertes abondantes, a présenté des phénomènes douloureux très accentués dans tout le bas-ventre, aussi bien dans la région médiane que dans les fosses iliaques. Elle a depuis quelque temps des accès fébriles répétés le soir.

A l'examen : Utérus volumineux, col hypertrophié, assez mobile. Lésions peu marquées au niveau des annexes droites ; mais les annexes gauches sont très volumineuses et douloureuses au toucher ; les culs-de-sac gauche et postérieur sont empâtés.

Hystérectomie vaginale sans pinces, le 24 mars 1902 par M. Bouglé. Opération laborieuse. Difficultés assez grandes pour la décortication des annexes gauches qui sont suppurées, d'où nécessité d'enlever d'abord les annexes droites. Ligature des six pédicules vasculaires au catgut n° 2.

Drainage : un gros drain, une mèche, suites très favorables.

La malade sort en parfait état le 24 avril 1902.

Observation XX

Double salpingo-ovarite suppurée post.-puerpérale. — Hystérectomie vaginale avec ligatures, par M. Bouglé. Guérison.

G... Joséphine, 19 ans, blanchisseuse.

Entre le 28 février 1902 à l'hôpital Cochin dans le service du Dr Bouilly, salle Velpeau.

A. H. : Rien à noter.

A. P. : Réglée à 12 ans. Toujours bien depuis.

Mariée à 15 ans 1/2, a fait une fausse couche de 5 mois à 16 ans ; a eu un enfant bien portant à 17 ; a accouché le 29 novembre 1901 d'une petite fille qui est morte le 13 février. La grossesse a été très pénible. La malade a eu quatre hémorragies et a été accouchée lors de la dernière au bout de 8 mois (placenta prævia) à la clinique de M. Budin.

La malade n'a pas eu de retour de couches. Depuis elle a toujours eu des douleurs sous forme de coliques dans la fosse iliaque gauche, irradiant vers les seins et vers les cuisses.

A l'examen on sent l'augmentation de volume des annexes des deux côtés, l'examen est douloureux.

Opérée le 25 mars 1902 par M. Bouglé.

Hystérectomie vaginale avec ligature des 6 pédicules au catgut. On trouve du pus en abondance dans les annexes des deux côtés et dans des poches péritonéales.

Grosdrain et mèche sur la tranche vaginale postérieure.

Suites opératoires excellentes, malgré une très légère élévation de température (38°) et de la fréquence du pouls (110. 120) les premiers jours.

La malade se lève le 15 avril.

Observation XXI

Métrite et salpingo-ovarite double. — Hystérectomie vaginale avec ligatures par M. Bouglé. Guérison.

Angèle F.., 21, ans, domestique.

Entre le 2 février 1902 à l'hôpital Lariboisière dans le service du Dr Reynier, salle Gosselin.

A. H. : Rien d'intéressant.

A. P. : Réglée à 11 ans 1/2. Toujours bien réglée.

Il y a quelques mois la malade a eu des pertes verdâtres de peu de durée puis des pertes blanches assez abondantes et continuelles. Douleurs au moment des règles qui sont moins régulières. Douleurs au niveau des annexes, irradiant dans les membres inférieurs.

A l'examen le col de l'utérus est saillant, volumineux, irrégulier, tout l'organe est augmenté de volume.

Les annexes des deux côtés sont malades, hypertrophiées et douloureuses.

Hystérectomie vaginale sans pinces le 2 avril 1902 par M. Bouglé.

Opération régulière; ligature facile des pédicules vasculaires avec du catgut n° 2, 6 ligatures.

Drainage avec un gros drain et une mèche.

Suites d'abord normales, puis un peu d'infection du ligament large droit. Il s'est produit sans doute un hématome du ligament large qui s'est infecté secondairement. Suppression du pansement au 8e jour. Diminution des accidents septiques qui disparaissent bientôt complètement.

La malade sort guérie le 23 mai.

Observation XXII

Métrorrhagies rebelles (Métrite chronique parenchymateuse). — Hystérectomie vaginale avec ligatures par M. Bouglé. Guérison.

Marie H.., 46 ans, domestique.

Entre le 16 avril 1902, à l'hôpital Cochin, service de M. Bouilly, salle Velpeau.

A. H. : Rien de particulier.

A. P. : Réglée tard à 17 ans. Toujours bien depuis, mais les règles s'accompagnent de fortes douleurs.

Un enfant à 24 ans, accouchement facile. Retour de couches, normal.

Un 2e enfant à 26 ans. Après son retour de couches elle perd régulièrement à ses époques, mais énormément chaque fois.

Un 3e enfant à 28 ans. Retour de couches normal.

Un 4e enfant à 34 ans, accouchement suivi d'une hémorrhagie considérable. Les règles reviennent d'abord régulières, puis se rapprochent et la malade perd tous les 15 jours, et même tous les 8 jours, enfin les pertes sont presque continues. Deux curettages ont été faits, l'un il y a un an, le 2e il y a 7 mois sans résultat.

Actuellement la malade est pâle, anémiée, très faible, appétit mauvais.

A l'examen ventre normal. Col irrégulier, pas d'annexites, pas de fibrome, mais utérus un peu gros ; donc probablement métrite chronique parenchymateuse.

Hystérectomie vaginale sans pinces, le 22 avril 1902, par M. Bouglé.

Ligatures au catgut sur les pédicules.

Drain et mèches dans le vagin.

L'utérus examiné ne paraît pas néoplasique.

Suites simples ; légère élévation de température (38°,3) les premiers jours.

La malade sort guérie le 24 mai.

Observation XXIII

Double salpingo-ovarite, suppurée à gauche. Hystérectomie vaginale avec ligatures par M. Bouglé.

Madeleine Sc..., 19 ans, culottière.

Entre le 11 mai 1902, à l'hôpital Lariboisière, dans le service du Dr Reynier, salle Gosselin.

A. P. : Réglée à 12 ans. Toujours bien depuis.

Symptômes d'infection génitale : pertes blanches, uréthrite et vaginite, douleurs abdominales s'accentuant pendant la marche et diminuant au repos, irradiations douloureuses dans les membres inférieurs.

A l'examen, douleur au palper ; au toucher : annexes gauches volumineuses et douloureuses, utérus assez mobile.

Hystérectomie vaginale sans pinces, le 2 juin 1902, par M. Bouglé. Circulaire du col, abaissement de l'utérus, hémisection antérieure et bascule en avant. Les annexes résistent un peu à cause des adhérences. L'ovaire droit est scléro-kystique et la trompe droite est épaissie, enflammée.

L'ovaire gauche est suppuré et se rompt au cours de l'opération. On pratique d'abord la ligature du ligament rond et de l'utéro-ovarienne à gauche, puis à droite ; le cul-de-sac postérieur est ensuite effondré et deux ligatures sont posées sur les deux utérines. La tranche vaginale et les adhérences saignent un peu.

Drainage : un gros drain, une mèche.

Suites : un peu de température les jours suivants, due à un point de congestion pulmonaire à droite.

Actuellement (11 juin) la malade peut être considérée comme guérie ; elle n'a pas de fièvre, le pansement a été supprimé au 7e jour. L'état général est excellent.

INDEX BIBLIOGRAPHIQUE

Ashe. — Amrican Journ. of Obstetr., 1876.

Baumgœrtner. — Centralblatt für Gynæk., 1886, n° 26, p. 425.

Baumgarten. — Congrès des natur allem., Heidelberg, 1883.

Baldy (J.-M.). — Americ. Journal. of Obstetr., 1893.

Baudron. — L'Hystérectomie vaginale dans les lésions bilatér. des annexes. Thése, Paris. 1894.

Barraud. — Thèse, Paris 1899.

Beatson. — Traitement du cancer inopérable. British med. Journ., 1897, 1er mai.

— Traitement du cancer inopérable. Semaine gynéc., 1897, p. 261.

— Traitement du cancer inopérable. Société gynécol. angl., 1897. 8 avril.

Bigeard. — Thèse, Paris, 1900.

Bisch. — Le cancer primitif du corps de l'utérus. Thèse, Lyon, 1891-92.

J. Bœckel. — Bull. de la Soc. de chirurgie, 1884, p. 448.

— Gazette des hôpitaux, 1887.

— Congrès français de chirurgie, 1893, Paris.

Bossi (L.-M). — Sur la technique de l'hystérect. vaginale. Annali di Ost. e ginec. 1897.

— Revue de gyn. et de chir. abdom., 1898.

Bouilly. — Congrès français de chirurgie. Paris, 1898.

Braun. — Centr. für Gynæk. 1891.

BRUYÈRE. — Thèse de Bordeaux, 1892-93.

CANN. — Pincem. et lig. dans l'hystérect. vag. pour le cancer de l'utérus. Bristish med. journ., 1898.

— Semaine gynéc., 1898., p. 7.

CARLE. — Congrès de Rome, 1894.

CHALOT. — Traité élément. de chir. et de méd. opér. Paris, 1898.

CHOPPIN. — 1867. Cité par Ashe, Amer. journ. of obstetr. 1876.

CHROBACK. — Wiener med. Wochens., 1887, n° 44-45.

CLUPOT. — De l'hystérectomie vagin., sans incision préalable des culs-de-sac postérieurs et latéraux. — Thèse, Lyon, 1898.

COE. — Americ. journ. of obstetr., 1893.

CORRADI. — Lo Sperimentale, 1876.

COSH (J.-M.). — Résultats de l'hyst. vag. Amer. journ. of obstetr. New-York, 1893.

CROSSEN. — Hystérect. vag. pour prolapsus. Western med. Gazette, 1897, novembre

CZERNY. — Ueber ausrottung des gebærmutter Krebses — Wiener med. Wochens., 1879, n° 45-49.

DAVIES. — Journ. american med. assoc. 1896, 8 févr.

DEBUÇHY. — Journ. des sciences méd. de Lille, 1896, p. 421.

DELAGENIÈRE. — Chirurgie de l'utérus, 1898.

DEMONS. — Archives génér. de méd., 1883. T. II, p. 257.

DŒDERLEIN. — Technique de l'hystérect. vag. Pinces ou ligatures. Central. fur Gynæk., 1887-23/1. Revue de gyn. et de chirur. abdominale, 1897.

— Même sujet. Semaine gynéc., 1897.

— In rapport de M. d'Hotman de Villiers. Bull. de la Société de méd. et de chir. pratiques, 1899, 30/3.

— Ueber vaginale uterus extirpation mit einem Vorschlag einer neuen operations weise. Archiv. für Gynæk., 1901, Bd 63. Revue de gyn. et de chir. abdomin., 1901.

DOLÉRIS et PICHEVIN. — Introduction à la pratique gynécologique, 1896.

Doyen. — 324 opérat. sur l'utérus et les annexes. Archives provinciales de chirurgie, 1892, p. 509.

— Traitem. chirurgical des inflam. néoplasiques de l'utérus et de ses annexes, 2e édit. Paris. 1893.

— Congrès français de chirurgie. Paris, 1893.

— Technique chirurgicale. Paris, 1897.

— Sur l'angiotripsie. Revue de gyn. et de chir. abdom., 1898 p. 755.

— Congrès intern. d'Amsterdam, 1899. Annales de gyn. et d'obst., 1899.

Dubouchet. — Annales de gyn. et d'obstétr. 1894.

Duret. — In Debuchy. Journ. des sciences méd. de Lille, 1896, p. 421.

— Journ. des sc. méd. de Lille, 1896, p. 512 (note).

Edwards. — British med. Journal 1864.

Faure. (J. L.) — Nouveau procédé d'hystérect. vag. Semaine gyn., 1876, p. 349 et Presse méd., 24 oct., 1896.

Fredet. — Ligature de l'artère utérine et de ses branches en masse par le vagin. Bull. de la société anatom., 1898., févr.

— Des ligatures atrophiantes dans le traitem. des tumeurs utérines. Annales de gyn. et d'obstétr., 1898., févr.

Freund. — Zur total extirpation des uterus. Zeitschr. fur. geb und gyn., 1881. Bd. VI.

Fritsch. — Traité des malad. des femmes. Trad. sur la dern. édit. allem. par Stas. Paris 1902.

— Central. für Gynæk., 1883. n° 37.

Gomet. — L'hystérectomie vaginale en France. Thèse, Paris, 1886.

Goodlee. - British med. Journ., 1886.

Gouilloud. — Hystérect. pour cancer utérin. Lyon médical, 1891.

Hahn. — Berliner Klin. Wochens., 1887.

Hartmann. — Annales de gyn. et d'obst., 1894.

— — 1898.

Hegar et Kaltenbach. — Traité de gynécologie opératoire.

Helme. — Technique de l'hystérect. vag. British med. Journ. 1896, 31 octobre.

— Technique de l'hystérect. vag. Semaine gyn., 1897.

Henkel. — Ueber die im Gefolge der vaginalen total extirpation des carcinomatosen uterus altscheinden blasen und ureterverletzungen. Zeitschr. f. gebur. und gyn., 1901. Bd. 45, H 2. Revue de gyn. et de chir. abdom., 1901.

Henrotay. — Traitement chir. du cancer utérin. Société belge de gyn., 1898.

Herzeld. — Indicat. manuel opér. et résultats de l'hystérect. vag. totale. Wiener med. Presse. 1898, p. 2-11. Revue de gyn. et de chir. abd., 1898.

Hesse (Ch.-G.). — Mém. pour servir à l'histoire de l'extirp. de l'utérus. Revue méd., 1827, tome II, p. 67.

Hofmeier. — Manuel de gyn. opératoire. Traduction du docteur Lauwers de Courtrai, 1889.

D'Hotman de Villiers. — Rapport. dans le bull. de la Soc. de méd. et de chir. pratiques, 30 mars 1899.

Jacobs. — Cancer primit. du corps. de l'utérus. Annales de l'Institut Ste-Anne. Bruxelles, 1896, p. 237.

— Bull. de la Société belge de gyn. et d'obst., 1896, n° 3.

— De l'hyst. vag. La policlinique. Semaine gyn., 1896, p. 223.

Jennings. — On excision of the entire uterus for cancer. Lancet, 1886, nos 15-16.

Kehrer. — Klin und experim. Geb. Gynækol., 1879.

— Congrès des natur. allem. Heidelberg, 1883.

Howard Kelly. — Amer. Journ. of. obstetr. New-York, 1893.

Kiel. — Dissert. inaugurale. Iéna, 1893.

Kottman. — Correspondenzblat. für Schw. Aertze, 1882.

Krug. — New-York obstetr. Society, 1890.

Labadie-Lagrave et Legueu. — Traité de gynécol., 1898.

Landau. — Berliner klin. Wochens. 1895, n° 38.

Lanique. — Hystérect. vag. pour prolapsus. Thèse Nancy, 1895.

Lauwers. — Bull. de la Soc. belge de gyn. et d'obstétr., 1897, p. 42.

Léopold et Munchmeyer. — Central. für gynæk., 1889.

Léopold. — Traitem. chir. des fibromes. Arch. für Gynæk., 1890.

— Traitement chir. des fibromes. Archiv. für Gynæk, 1896 et Revue de gyn. et de chir. abdom., 1897.

Longuet. — L'hystérect. vag. dans les salpingites. (Résumé d'une leçon de Quénu). Presse méd., 1895, 6 juillet.

— L'hystérect. vag. dans les fibromes (Résumé d'une leçon de Quénu). Semaine gyn., 1896.

— L'hystérect. vag. dans quelques cas particuliers. Bull. gén. de thérapeutique, 1898.

— L'hystérect. vag. dans le prolapsus utérin. Gazette des hôpitaux, 1898, 22 sept. et suiv.

— Plusieurs public. dans le Progrès méd., 1898-1899.

Mackenrodt. — De l'extirp. de l'utérus. Verhandlungen der deutschen gynækologischen geselschaft, 1897.

— Semaine gyn., 1898, p. 14.

Malapert. — Thèse, Paris, 1893.

Martin. — In Traité de gyn. de Pozzi, p. 430.

E. Métras. — Sur l'hémostase dans l'hyst. vag. Thèse Lyon.

Michelini. — Ann. de gyn. et d'obst., 1899, p. 183 et suiv.

Montgomerry. — Hystérect. vag. pour prolapsus. Med. news, 1896.

Müller. — Eine modification der vaginalen total extirpation des uterus. Centr. fur Gynæk., 1882, n° 6, p. 113-115.

— Ueber die extirpation uteri-vaginali. Deutsch med. Wochens, 1881, n° 10-11.

— Congrès des natur. allem. Heidelberg, 1883.

Negretto. — Annale di obstetr. e ginec. Milano, 1891.

Olshausen. — Sur les principes de l'extirp. vag. de l'ut. carcinomateux. XXV° congr. allem. de chir., 1896, 29 mai.

— Klin. beitr. zur gynæk. und geb. Stuttgart, 1884.

— Congrès de Moscou. Annales de gyn, et d'obst., 1897, p. 447.

DIMITRI DE OTT. — VIe congrès des médecins russes à Kieff. Wratch, 1896, n° 18.

— XXIIe congrès de Moscou. Ann. de gyn. et d'obst., 1899.

PATTERSON. — Glascow med. Journal, 1876.

PAUCHET. — Semaine gyn., 14 décembre 1897.

PAWLICK. — Ueber blasen extirp.-Vorstellung der opererirten frau und demonstration der extirpirten blase-Verhand. d. X. internat med. congr. 1890. Berlin, 1891 iii 8, Abth 101-106.

PAWLICK. — Congrès de Bonn. Mai 1891.

— Ueber blasenextirpation, Wien med. Wochens., 1881 X li, 1814-1816.

— Central für Gynæk, 1891, p. 611.

PÉAN. — Du pincem. prévent. et du pincem. définitif des vaiss. dans les opér. chir. Gaz. des hôp., 6 juill.

— Bull. de l'Acad. de méd., 1882.

— — 1883.

— — 1890.

— Bull. de la Soc. de chir., 1888, 14 mars.

— — 1890. Compte rendu du congrès de Berlin.

— Cong. internat. de Berlin, 1890, p. 635.

PERATÉ. — Technique de l'hyst. vag. Thèse, Paris, 1896.

PENROSE. — Hyst. par les voies abd. et vag. Amer. Journ. of. obst. 1896, décembre.

— Semaine gyn., 1896.

PICHEVIN. — Gazette méd. de Paris, t. II, p. 122.

— Extirp. totale de l'utérus par la voie vag. Bull. et mém. de la Soc. de gyn. et d'obst. Paris, 1897.

— Même sujet (Historique). Semaine gyn., 1897, p. 177-79.

— A propos de l'hyst. vag. Semaine gyn., 1898, p. 1.

— Cure radicale du cancer utérin. Semaine gyn., 1898, p. 25.

PICQUÉ. — De l'interv. chir. dans le cancer de l'utérus. Thèse d'agrég., Paris.

— Bull. de la Soc. de chir. Paris, 1898, 28 décembae.

POTHERAT. — Bull. de la Soc. de chir. Paris, 1898, 1er juin.

Pozzi. — Traité de gynécologie clinique et opératoire, 3e édit. Paris, 1897.
— Annales de gyn. et d'obst. 1888, août, t. xxx.
Quénu. — De l'hyst, vag. par section médiane dans le traitem. des suppur. pelv. Annales de gyn., 1892, p. 321.
— Bull. de la Soc. de chir. Paris, 1892, p. 331.
— — 1893.
— — 1898.
— Hyst. vag. pour fibromes ; indicat. et manuel opér. Gaz. des hôp., 1898.
Rauhut. — Dissert. inaugurale. Halle, 1895.
Reynier. — Congr. français de chir. Paris, 1893.
Ricard. — Traitement des fibromes utérins. Gazette des hôpitaux, 1898.
Richelot. — Union médicale, 3 avril 1886.
— De l'hystérect. vag. Paris, 1894.
— Congrès de chir. Paris, 1895, p. 905.
— Ann. de gyn. et d'obstétr. 1895, décembre,
Rochard. — Hist. de la chir. française au XIXe siècle.
Routier. — Bull. de la Soc. de chir. Paris, 1898.
G. Ruggi. — Delle isterectomie vaginali esequite col metodo propio — Rome, 1898. Revue de gyn. et de chir. abd. 1899.
— In Gardini. Bull. delle scienze med. Bologne, 1896. Revue de gyn., 1897.
Schauta. — Congrès internat. d'Amsterdam, 1899. Ann. de gyn. et d'obst., 1899.
Schramm. — Archiv. für gynæk., 1866, LII, p. 355.
Schtrauch. — La lig. élast. dans l'hyst. vag. — Revue de gyn. 1899, p. 188.
Secheyron. — Traité d'hystérect. par la voie vaginale. Paris, 1889.
Segond — Bull. de la Soc. de chir. Paris, 1891, p. 153.
— Congrès internat. de gyn. et d'obstétr. Bruxelles, 1892, p. 37.
— Congrès internat. de Genève, 1896.

De Sinéty. — Traité prat. de gyn. Paris, 1884.

— In Dict. Dechambre. article : Utérus.

Spencer-Wells. — Samml. Klin Vortr. 1891, nº 337.

Stewarts. — Med. records. New-York, 1883.

Tannen. — Munch. med. Woch., 1891, 21 avril, nº 16, p. 285.

Terrillon. — Bull. de la Soc. de chir. Paris, 1891, nov., p. 612.

Tessier. — L'hyst. vag. par angiotripsie sans pinces à demeure ni lig. Thèse, Paris, 1897-98.

Velpeau. — Nouv. élém. de méd. op. Paris, 1829, t. iv, p. 426.

Verneuil. — Bull. de la Soc. de chir. Paris, 1888, p. 717.

Villareal. — Ann. de gyn. et d'obst. 1900.

Max Voight. — Monats für geburts und gynæk. 1896, juillet.

Walther. — Soc. de gyn. et d'obst. du nord de l'Angleterre. Semaine gyn. 1898.

Wathen (W. H). — L'hyst. vag. Amer. Journ. of. obst, 1896, décembre.

— Semaine gyn., 1896.

Wiggin (Fred. Holme). — L'hyst. envisag. principal. par la voie vag. Semaine gyn., 1897, p. 38.

Winiwarter. — Wiener Klin. Wochens., 1888.

Woff. — Bull. de la Soc. des médecins russes. Moscou, 1894, 9 décembre.

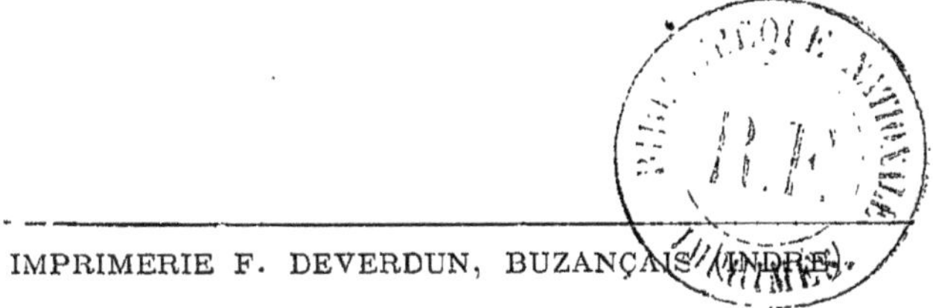

IMPRIMERIE F. DEVERDUN, BUZANÇAIS (INDRE).

www.ingramcontent.com/pod-product-compliance
Ingram Content Group UK Ltd.
Pitfield, Milton Keynes, MK11 3LW, UK
UKHW020311220726
13923UKWH00003B/1073

9 782019 273774